자연치유를 위한
현상체질

일러두기

- 본문에서 사용된 현상본초 예시 그림은 배포/교육용으로 제공처의 동의를 얻어 사용하였습니다.

들어가는 말

　인류에게 가장 큰 소망인 동시에 과제라면 단연 무병장수가 될 것이다. 이를 위해 동서고금으로 수많은 연구와 분석 그리고 실천이 이어져 왔다. 그러나 이러한 노력에도 불구하고 건강(健康 Health)이라는 인간의 소망을 이루게 하는 만능의 해결책은 찾을 수 없었다. 다만, 건강과 치유에 관한 여러 요인들이 서로 어우러져 하늘이 주신 자연치유 시스템이 제대로 작동되어졌을 때 비로소 큰 병 없이 천수를 누리다가 평안하게 영혼으로 돌아갈 수 있었다.

　본서에서 이야기하고 있는 현상체질론 現象體質論 에 근거한 현상체질(**CBP** The constitution based on phenomenon)과 현상본초(**PBP** The pharmaceutics based on phenomenon) 그리고 현상치유(**HBP** The healing based on phenomenon)는 새로운 원리가 아니다. 다만 그동안 본질에 대해 관념적으로 설명되던 체질이론들을 실천적인 방법에 의해 새롭게 정립하여 개념화한 것일 뿐이다. 따라서 원리에 대한 정립과 서술에서 기존의 체질 및 건강에 관한 이론들의 차용과 적용은 필수적인 것으로, 우선 이들의 개념에 대한 이해와 해석이 요구된다.

인체는 코와 입으로 섭취하게 되는 천기 天氣 와 지기 地氣 의 교류작용에 의해 생존하고 변화하도록 생성되었다. 다시 말해서 호흡을 통해 얻어지게 되는 천기인 양기운(陽氣運 Positive Energy)과 음식물을 통해 얻어지게 되는 지기인 음기운(陰氣運 Negative Energy)이 서로 합하게 될 때 비로소 활동할 수 있는 에너지를 얻을 수 있도록 조성되었다. 그리고 사상 四象 의 실존적인 분류가 되는 현상본초 現象本草 즉 현상(現象 phenomenon)에 대한 활동에 따라 구분되는 식품의 음양의 기운을 온전하게 섭취함으로써 천수를 다할 때까지 강건하게 존재할 수 있게 된다.

이렇듯 모든 생명체의 생명활동은 자신이 필요로 하는 에너지를 얻게 될 때 비로소 가능한 것이다. 그러하기에 이러한 활동에너지가 체내에서 서로 어긋나 항상성과 면역성에 문제가 생기게 될 때 인체에는 질병이 나타나게 된다. 그리고 나아가서 모든 질병의 원인이 이렇게 서로 어긋나게 된 에너지 작용과 활동의 결과라는 사실을 알기에 치유 또한 가능하게 되는 것이다.

본서를 통해 소개되는 현상체질에 대한 이론과 처치는 사상체질에 입각한 체질원리로서, 실존하고 있는 대상에 대해 지극히 현상적이고도 매우 실천적인 방법론이다. 따라서 이에 따른 정확한 처치를 하게 된다면 만성 암 정도의 중증이 아닌 한 대부분의 질환들은 빠른 시간 안에 치유의 효과를 보게 된다. 가령 보통 사람들이 늘 달고 사는 일상적인 불편함 정도는 현상본초에 따른 활성식(活性食 activated-nutrition nourishing) 후 약 3-4주내에 현저한 변화를 보일 정도로 건강회복에 있어서 그 우수성을 보이고 있다. 현상체질론에서는 이러한 일련의 처치과정을 활성식이시스템(ANS activated-nutrition nourishing system)이라고 하는데, 이는 다양하게 나타나게 되는 병증의 종류와 원인 그리고 섭생습관에 따라 개인별로 제공되는 건강관리시스템을 말한다.

따라서 본서에서는 만물과 인체와의 상관관계를 명확히 설명하고 있는 현상체질론(TCP The Theory of Constitution based on Phenomenon)에 근거하여, 현상체질에 대한 판단의 기준과 이에 따른 식품의 분류방법을 소개하였다. 그리고 올바른 현상치유를 위해 각 신체기관에 대한 현상체질과의 관계와 각 병증에 대한 처치법을 실제적으로 적용하였다. 특히 현상본초를 각 기운별로 목록화함으로써 실생활에서 섭취하게 되는 식품들을 손쉽게 각자의 체질에 적용할 수 있도록 하였다.

끝으로, '내가 죽고 백년 후에는 반드시 이 사상이 널리 쓰이는 시대가 도래 할 것이다.'라고 하였던 이제마 선생의 유언의 의미를 다시 음미해보며, 본서를 접하게 되는 모든 분들이 늘 건강하고 평안하기를 바라는 간절한 심정으로 이 글을 펴낸다.

2013년 8월

지은이

목차

제1편 현상체질 ... 11

1장 생성의 법칙 ... 14
기(氣)의 생성과 소멸 그리고 현상(現象)

1. 음양의 원리 ... 18
   1) 자연의 음양 ... 19
   2) 인체의 음양 ... 20
2. 음양오행론(陰陽五行論) ... 21
   1) 음양균형의 법칙 ... 23
   2) 자연의 음양오행 ... 24
   3) 인체의 음양오행 ... 26

지축에 따른 심장의 기울기

2장 태소음양(太少陰陽)과 사상(四象) ... 30

1. 계절과 사상(四象) ... 32
2. 태소음양의 특징 ... 36
   1) 색의 특징 ... 36
   2) 맛의 특징 ... 37
   3) 온도의 특징 ... 37
   4) 운동의 특징 ... 38
   5) 신기혈정(神氣血精) ... 38
3. 체질의 구분 ... 41

사상체질론과 팔상체질론

   1) 서양의 체질구분 ... 48
   2) 동양의 체질구분 ... 50

3장 현상체질 ... 55
  1. 현상체질론의 필요성 ... 55
  2. 관념체질론과 현상체질론 ... 60
    1) 장부(臟腑) ... 60
    2) 성정(性情) ... 62
  3. 현상체질의 구분 ... 64
    1) 장부(臟腑)의 구분 ... 67
    2) 감각기관의 구분   `반신욕` ... 68
  4. 현상체질의 실효성 ... 72

제2편 현상본초 ... 77

1장 현상본초의 중요성 ... 79
  1. 본초학 ... 80
  2. 현상본초   `이질교류의 법칙과 동질교착의 법칙` ... 82

2장 동물의 현상본초   `체질(고유기운)에 대한 분류의 원칙` ... 87
  1. 봄기운(TMS) 동물의 약리작용 ... 92
  2. 여름기운(TSS) 동물의 약리작용   `여름체질(TSS)의 적, 닭요리` ... 94
  3. 가을기운(TMF) 동물의 약리작용 ... 98
  4. 겨울기운(TOW) 동물의 약리작용 ... 100

3장 식물의 현상본초 · 약리작용의 우선순위 · 102

1. 봄기운(TMS) 식물의 약리작용 · 105
2. 여름기운(TSS) 식물의 약리작용 · 106
3. 가을기운(TMF) 식물의 약리작용 · 108
4. 겨울기운(TOW) 식물의 약리작용 · 이로운 식품과 해로운 식품 · 109

4장 광물의 현상본초 · 116

1. 봄기운(TMS) 광물의 약리작용 · 118
2. 여름기운(TSS) 광물의 약리작용 · 118
3. 가을기운(TMF) 광물의 약리작용 · 119
4. 겨울기운(TOW) 광물의 약리작용 · 119

제3편 현상치유 · 121

1장 건강의 의미 · 123

1. 치료와 치유 · 127
   1) 서양의학과 동양의학 · 약원병(藥原病) · 130
   2) 명현현상과 이상현상 · 명현현상과 이상현상의 구분을 위한 조건 · 136
2. 질병의 구분 · 141
   1) 질병의 원인 · 항상성과 면역성 · 142
   2) 실증과 허증 · 히포크라테스의 외침 · 149

2장 장부(臟腑)와 건강   159
   1. 폐/ 대장   161
   2. 비장/ 위장   하기작용   161
   3. 간장/ 담   163
   4. 신장/ 방광   163
   5. 심장   오행역수(五行易數) 164

3장 감각기관과 건강   170
   1. 귀   172
   2. 눈   172
   3. 코   173
   4. 입   뼈와 체질   173

4장 치유의 법칙   179
   1. 치유의 구성요소   179
      1) 식품   올바른 섭생   180
      2) 운동   최고의 운동, 등산   183
      3) 물   물 잘 마시는 법 물(혈액)의 메커니즘 186
      4) 햇빛   햇빛, 두 가지의 얼굴   191
      5) 절제   마음을 비우면 희망이 보인다 194
      6) 공기   공기의 조건   196
      7) 휴식(수면) 바르게 잠자는 방법   199
      8) 신뢰하는 마음 치유의 전령사, 즐거운 마음 203

2. 현상치유의 단계 　　　　　　　식품의 약리작용에 대한 허와 실　　207
　1) 체질의 구분　　　　　　　　　　　　　　　　　　　　　　　210
　2) 현상본초의 선택　　　　　　　　　　　　　　　　　　　　　　220
　3) 효과의 분석　　　　　　　　　　　　　　　　　　　　　　　　224

5장　질병과 처치　　　세포의 구성과 생성　　226

1. 감기(感氣)　　　　　　감기의 예방과 처치법　　231
2. 통풍(痛風)　　　　　　여름체질(TSS)의 고뇌, 통풍　　235
3. 고혈압　　　　　　　　혈압과 체질　　239
4. ADHD　　　　　　　　진단과 처치의 원리　　248
5. 암(癌)　　　　　　　　버섯의 항암작용　　252

끝맺는 말　　　　　　　　　　　　　　　　　　　　　　　　　　260
관련용어 색인　　　　　　　　　　　　　　　　　　　　　　　　264
현상본초 목록　　　　　　　　　　　　　　　　　　　　　　　　270
참고도서　　　　　　　　　　　　　　　　　　　　　　　　　　　280

제 1편

현상체질

|現象體質 The constitution based on phenomenon

음양균형의 법칙(LENP The Law of Equilibrium of Negative-Positive Energy) 에 따라 생성된 모든 에너지들은 음양과 오행에 따른 사상적 四象的 기운의 승부작용에 의해 서로 균형과 조화를 이루게 되는데, 이를 현상(現象 Phenomenon)이라고 한다. 그리고 이러한 자연현상에 대한 관찰을 통해 분류된 각 개체의 기운별 특징을 체질에 적용한 체질원리를 현상체질론(現象體質論 The Theory of Constitution based on Phenomenon) 이라고 한다.

체질론이 중요한 것은 자신의 체질에 적합한 섭생을 하게 될 때 체내의 항상성과 면역성이 활성화되며, 이를 통해 자연치유력이 회복되어 건강을 유지할 수 있기 때문이다. 그런데 문제는 체질을 분류함에 있어서 그 기준이 모호하기 때문에 정확한 자신의 체질을 알고 있지 못하고 있다는 사실이다. 그뿐만이 아니다. 설사 자신의 체질을 정확히 알고 있다고 하더라도 그에 합당한 식품이나 약재가 무엇인지 그리고 그것이 자신의 체질에 어떠한 작용을 하게 되는지에 대한 지식이 없다면 올바른 섭생은 쉽지 않게 된다.

한 때 미주에서 선풍을 일으켰던 매크로바이오틱스 Macrobiotics 가 그 좋은 예이다. 매크로바이오틱스란 자연의 흐름에 따라 자연과 함께 살아가고자 하는 일종의 라이프스타일을 말한다. 따라서 식품을 라이프스타일 중에서 가장 중요한 요소로 인식하고 인체와 식품과의 균형관계를 강조한다. 이는 음양의 균형을 맞춘 일종의 체질과 식품과의 음양조화를 통한 처치법으로서, 실제로 이를 통해 딱히 치료법이 없었던 많은 성인병들이 예방되고 처치가 되었다. 그러나 그와는 정반대로 오히려 병증이 더욱 악화되는 경우도 많이 발생되고 있기에 현재는 부분적인 처치법으로서만 인정을 받고 있는 상태이다.

그러면 매크로바이오틱스가 건강의 치유법으로까지 자리매김하지 못했던 이유는 무엇일까? 이는 체질판별에 대한 기준의 부재와 체질과 각 장부와의 관계성 미확립 그리고 정확한 본초(本草 pharmaceutics)에 대한 분류의 미비라고 할 수 있다. 다시 말해서 음양론 陰陽論 만으로는 건강에 대한 문제를 부분적으로밖에 해결할 수 없었기 때문이었다. 그러하기에 이제마 선생의 사상 四象 에 의한 체질론은 세계최고의 자연철학인 동시에 의학이 될 수밖에 없는 것이다. 다만 의학적 체계로까지 완성된 선생의 사상체질론에 있어서 부족한 점이라고 한다면, 모호할 수 있는 품성을 기준으로 한 체질감별에 대한 판단의 기준과 약재보다 강력한 기운을 가지고 있는 식품에 대한 본초의 미비라고 할 수 있을 것이다.

따라서 현상체질론 TCP 에서는, 관념적으로 설명되어지고 있는 본질에 대한 기존의 접근법에서 벗어나 실제적으로 보여지고 있는 현상에 따라 본질이 설명되어지고 있는 실천적인 방법에 의해, 모든 객체에 대한 체질의 구분과 이를 통한 치유의 방법 등을 새롭게 정립시켜 개념화하게 되었다.

제1장

생성의 법칙

우주의 모든 삼라만상은 음양의 균형을 기반으로 하여 생성 生成 되었다. 거대한 에너지의 확장을 통해 조성되어진 모든 물질은 일정한 순서에 따라 질서를 가지고 자신들의 위치에 정착하게 되었고, 이를 운행하는 규칙적인 기운에 의해 통일과 분열을 반복하게 된다.

이러한 생성의 법칙에 대해, 현대과학에서는 '모든 물질은 궁극적으로 쿼크 quark 와 렙톤 lepton 그리고 이들의 상호작용을 매개하는 게이지입자 gauge particle 가 서로 대칭을 이뤄 나타내고 있는 네 개의 힘(중력, 전자기력, 원자단위의 강력과 약력)으로 구성되어 있다.'라고 이야기하고 있다. 다시 말해서 물질의 근본은 눈에 보이지 않는 파동 波動 이라는 기운 氣運 에 의해 조성되었다는 것이다. 그리고 이러한 파동에 의한 표준모델은 최근 빅뱅과 관련된 힉스입자(Higgs boson 우주 탄생 직후 다른 입자에게 질량을 부여해 준 뒤 사라졌다고 해서 신의 입자라고도 불림) 의 발견으로 우주생성에 대한 증거가 되고 있다.

또한 이러한 우주생성의 법칙은 곧 인간의 생성과 운행의 섭리가 된다. 그러하기에 하늘에 춘하추동 4시가 있듯이 사람에게는 4지가 있는 것이고, 하늘에 5행이 있듯이 사람에게는 5장이 있는 것이며 하늘에 6국이 있듯이 사람에게는 6부가 있는 것이다. 그리고 하늘에 9성이 있듯이 사람에게는 9류가 있는 것이고, 하늘에 12시가 있듯이 사람에게는 12경맥이 있는 것이며 하늘에 24절기가 있듯이 사람에게는 24유가 있는 것이고 하늘이 360도이듯이 사람에게는 360개의 관절이 있는 것이다. 또한 양생 養生 을 위해 안으로 뭉치려는 기운이 있으면 상대적으로 밖으로 튀어 나가려는 기운이 있게 되고, 반대로 응축되려는 기운이 있으면 상대적으로 흩어지려는 기운이 있게 되어 서로의 균형과 질서를 유지하게 된다.

그리고 이러한 생성의 법칙에 따라 조성된 삼라만상의 양생의 기운은 음양(陰陽 Negative-Positive Energy)의 원리에 의해 규칙적으로 운행되고 오행(五行 five elements)이라는 질서 속에서 균형과 조화를 이루게 되는데, 이에 대해 동양철학에서는 목 木 의 기운, 화 火 의 기운, 금 金 의 기운, 수 水 의 기운 그리고 토 土 의 기운 등 다섯 가지의 기운으로 설명되어지고 있다. 그리고 또한 이를 음양의 기운으로만 나눠, 양의 기운인 화 火 와 풍 風 의 기운 그리고 음의 기운인 지 地 와 수 水 의 기운으로 설명되기도 한다.

기(氣)의 생성과 소멸 그리고 현상(現象)

기(氣 energy)란 우주만물을 구성하는 기본 요소로서 본질에 대해 '활동하게 하는 힘'(force that act)을 말한다. 그리고 이러한 각 요소에 대한 기의 생성은 물(水)에서부터 시작된다. 왜냐하면 물에 물이 더하여져서 일정한 질량이 형성되어지게 되면 수압에 따른 힘이 생기게 되는데, 그러한 물의 압력에 의해 발생되는 '솟아오르려는 힘'(force to soar)이 바로 기의 시작점이 되기 때문이다.

그러면 이렇게 생성된 기는 어떻게 소멸되는 것일까? 우주의 생성과 소멸의 순리에 따라 팽창된 힘은 결코 영원히 지속적일 수가 없게 된다. 이는 성숙된 기운이 사라져야 다시 새로운 기운으로 시작될 수 있기 때문인데, 이를 음양의 균형법칙(**LENP** The Law of Equilibrium of Negative-Positive Energy)이라고 한다. 그리고 이러한 음양균형의 법칙에 대해 우주 물리학자들은 '팽창된 힘은 블랙홀(black hole)이라는 시스템에 의해 사라지게 된다.'라고 설명하고 있으며, 이는 곧 동양적 사상에 의할 때 무극(無極 being limitless)에 해당된다. 이렇듯 생성되어 팽창된 에너지는 결국 음양균형에 따른 우주의 균형 시스템에 의해 소멸되게 되는 것이다.

또한 이렇게 엄청난 압력으로 응축된 기운은 음양균형의 법칙에 따라 다시 새로운 기운으로 생성하게 되는 순환을 맞이하게 된다. 이를 동양철학에서는 태극(太極 being solid)이라고 한다. 이는 충만된 에너지에 대한 일련의 출구작용으로, 우주생성의 증거가 되는 빅뱅(Big Bang)이 이러한 현상의 일종이다. 이러한 과정에 대해 우주 물리학자들은 화이트홀(white hole)이라고 부른다. 이렇듯 블랙홀에 의해 응축된 모든 에너지는 무극의 상태에서 태극의 상태로의 기운의 전환 다시 말해서 화이트홀에 의해 새로운 에너지로 탄생되는 출구의 과정을 거치게 되는 것이다.[1]

아무튼 이렇게 생성된 에너지들은 음양과 오행에 따른 사상적(四象的) 기운의 승부작용에 의하여 서로의 균형을 이루게 된다. 그리고 감각을 통해 상호 인지될 수 있도록 실재적인 존재성으로 나타내게 되는데, 이를 현상 (現象 Phenomenon)이라고 한다. 따라서 음양균형의 법칙에 의해 관찰된 이러한 자연의 현상들을 생존의 법칙에 따라 체질에 적용한 것이 바로 현상체질론(現象體質論 The Theory of Constitution based on Phenomenon)인 것이다.

그러하기에 코로 천기(天氣)를 마시고 입으로는 지기(地氣)를 먹게 됨으로써 생존을 하게 되는 인체는, 현상활동(現象活動)에 의해 나타나게 되는 실존적 분류에 맞추어 음양에 따른 온전한 기운을 섭취하게 될 때 비로소 천수를 다할 때까지 강건하게 존재할 수 있게 되는 것이다.

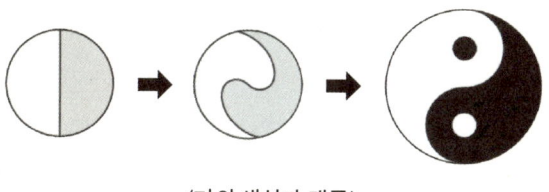

〈기의 생성과 태극〉

---

[1] 이러한 일련의 과정을 이어주는 것을 웜홀(worm hole)이라고 부른다. 이는 아직 증명된 것은 아니지만 그렇다고 존재하지 않는다고 단언할 수 또한 없는 현상이다.

1. 음양의 원리

동양철학에 있어서 음양론 陰陽論 은 모든 사유의 출발점이자 귀착점이 된다. 그리고 이러한 음양론은 오행론 五行論 으로 발전되어 10천간 天干 과 12지지 地支 등 우리의 생활에 있어서 시와 때에 대한 기운으로 구체화되어 표현되고 있다.

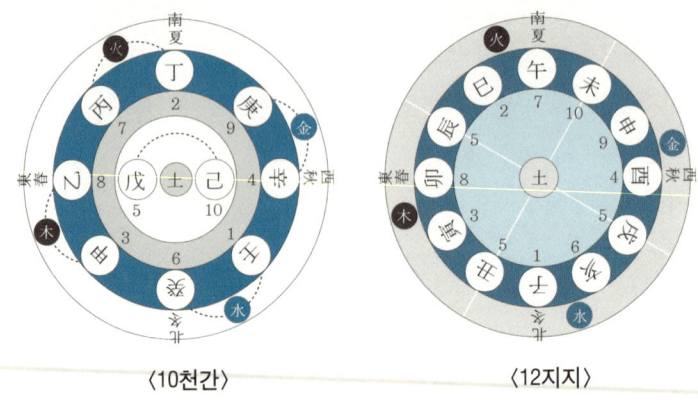

〈10천간〉　　　　　〈12지지〉

▶ 천간(天干)과 지지(地支)를 합하여 간지(干支)라고 부른다. 이때 간은 몸체로서 10개의 간(甲, 乙, 丙, 丁, 戊, 己, 庚, 辛, 壬, 癸)으로, 지는 가지로서 12개의 지(子, 丑, 寅, 卯, 辰, 巳, 午, 未, 申, 酉, 戌, 亥)로 구성되어 육십갑자를 이루게 된다.

음양론은 일월, 주야, 산야, 육해, 남녀, 남북, 온냉 등으로 음의 범주와 양의 범주로 구분되게 된다. 그리고 이러한 음과 양의 작용은 어두움이 작아지면 밝음이 커지고 산이 낮아지면 들이 되는 것처럼, 상호간의 변화와 승부과정을 통해 이루어가게 된다. 이렇듯 음양론은 전체의 기운에 대해 논하는 것으로서, 다음과 같이 음과 양을 구분하는 것으로부터 시작된다.

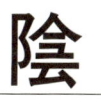 여자, 달, 암컷, 몸, 어둠, 느린 것, 종(縱), 산, 물, 북, 안, 아래, 흑, 부드러움, 촉촉함, 둥근 것

 남자, 해, 수컷, 마음, 밝음, 빠른 것, 횡(橫), 들, 불, 남, 밖, 위, 백, 딱딱함, 거칠음, 뾰족한 것

시방세계 十方世界 의 모든 현상은 음양으로 구분되어져 있다. 그리고 이러한 음양의 현상에는 남과 여, 해와 달 등과 같이 아주 고정되어 분명하게 구별될 수 있는 범주에 속하는 것이 있는 반면에 어둠과 밝음, 느린 것과 빠른 것, 부드러움과 딱딱함 등과 같이 상대적인 관계 속에서만 음양의 정도를 가늠할 수 있는 영역도 존재한다. 특히 상대성을 가지고 있는 음양의 경우에 있어서는, 본질상 음양으로 나타나게 되는 두 가지의 영역이 서로 다른 것이 아니기에, 오히려 현상적 음양을 논하는데 있어서 그 구별방법으로써 매우 유용하게 활용된다.

1) 자연의 음양

음과 양의 변화에 있어서 대표적 현상은 계절의 순환이다. 계절은 음양의 변화를 동적인 형태로 나타내 보여주고 있는 자연의 섭리이기에, 이러한 계절의 변화에 대한 관찰을 통해 자연의 음양을 어렵지 않게 파악할 수가 있게 된다.

우리는 따뜻하고 뜨겁고 서늘하고 추운 사계절의 변화를 통해, 따

뜻한 봄과 뜨거운 여름은 양 陽 이 되고 서늘한 가을과 추운 겨울은 음 陰 이 된다는 것을 쉽게 이해할 수 있게 된다. 또한 이러한 자연의 음과 양에 대한 인식을 통해 음양오행에 대한 의미도 쉽게 이해할 수 있게 된다. 예를 들어, 봄과 여름이 다 같은 양의 기운을 가지고 있는 계절이지만 사계절의 변화를 통한 음양의 차이만큼이나 각자 나타내고 있는 양기운에 있어서의 특징을 통해, 오행의 의미와 그 필요성에 대한 이해를 할 수 있게 되는 것이다.

2) 인체의 음양

'인체는 소우주 小宇宙 와 같다.'라는 말과 같이 우리의 인체는 우주 생성의 법칙과 동일하게 조성되었다. 그러하기에 우주가 운행되는 원리 곧 오행의 질서에 의해 인체 또한 생존하고 변화하게 된다. 그리고 앞서 자연의 음양에서 살펴보았듯이 음과 양의 균형과 변화 또한 인체에서도 동일하게 동적인 형태로 적용되고 있다.

따라서 인체는 양과 음인 정신과 육신으로 구성되어 생존하게 되어 있으며, 변화작용을 하는 양의 기 氣 와 변화활동을 하는 음의 혈 血 에 의해 생성과 소멸을 하게 되는 것이다. 이렇듯 인체는 양의 기운(**PE** positive energy)인 정신과 기 그리고 음의 기운(**NE** negative energy)인 육신과 혈로 서로 음양의 조화를 이루고 있는 것이다.

그뿐만이 아니다. 이러한 음양의 원리에 의해, 인체는 양인 상체가 있고 음인 하체가 있게 되는 것이며, 늘어나는 양과 오그라드는 음을 통해 상체의 앞부분은 오그라드는 음이 되는 것이고 등은 늘어나는 양이 되어 활동을 할 수 있게 되는 것이다. 또한 하체에서도 다리는 뒤로 오그라드는 다리의 뒤쪽은 음이 되고 늘어나는 앞쪽은 양이 되는 것이다.

이렇듯 음양은 곧 존재이며 변화인 것이기에 음과 양은 결코 독립적으로는 존재할 수 없는 것이다.

2. 음양오행론(陰陽五行論)

우주의 삼라만상은 음과 양의 기운으로 이루어져있다. 그리고 그 안에서 서로의 조화와 균형에 대한 자율성을 통해 생존과 변화의 과정을 가지게 되는데, 이러한 변화의 작용과 활동은 오행(木, 火, 金, 水, 土)이라는 일정한 법칙의 틀 안에서 이루어지게 된다. 다시 말해서 생성되는 木, 火, 金, 水의 네 가지 음양의 기운은 조화와 균형의 작용을 통해 서로의 생과 사에 대한 변화의 과정(이를 승부작용이라고도 함)을 가지게 되는 것이다.

이러한 오행의 의미에 대해 동양철학에서는 다음과 같이 설명하고 있다. 오행에 있어서 조화와 균형의 역할을 하게 되는 기운을 토 土 의 기운이라 하여 이에 대해 지상만물에 대한 어머니의 자리와 같다하였고, 나머지 木, 火, 金, 水의 기운들을 사상 四象 이라고 하였다. 그리고 이러한 오행의 각 기운별 특징에 대해 다음과 같이 정의하고 있다.

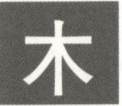 양기가 처음 솟구치는 곳의 기운으로, 방위로는 동쪽, 계절로는 봄이 되며 초목은 이때 목의 기운을 만나 위와 아래로 솟구치는 모습을 하게 된다.

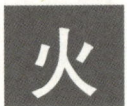 이미 얻어진 양기가 더욱 활성화되어 옆으로 팽창하고 흩어지려하는 기운으로, 방위로는 남쪽, 계절로는 여름이 되며 이때 초목은 화의 기운을 얻어 줄기와 잎이 옆으로 퍼져나가기 시작한다.

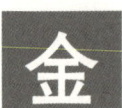 충만하게 된 화의 기운을 감싸기 위해 음양균형의 법칙에 의해 모아지게 되는 외부의 차가운 기운으로, 이때 금의 음기운은 확장된 양기운을 포위하게 되고 팽창된 양기운은 음기에 싸여 안으로 숨어들게 된다. 방위로는 서쪽, 계절로는 가을이 되며 이때 초목은 모든 기운을 열매 속으로 모아 뭉치게 한다.

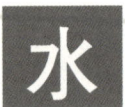 금의 기운으로 시작된 음기를 더욱 왕성하게 하는 기운으로, 무거워진 음기는 모든 것을 끌어내리고 응축시키기 시작한다. 방위로는 북쪽, 계절로는 겨울이 되며 이때 초목은 에너지를 땅속으로 끌어내려 뿌리를 충실하게 한다.

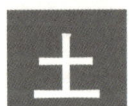 양중양(陽中陽)의 양의 기운을 음중음(陰中陰)의 음의 기운으로 전환하도록 작용하게 되는 기운으로, 방위로는 중앙, 계절로는 장마철이 되며 음양의 전환과정을 순조롭게 매개하는 균형의 작용을 한다.

이러한 사상과 오행의 음양적 특징과 관계를 도식화해보면 다음 표와 같은데, 이는 木, 火, 金, 水 기운의 순환에 있어서 土 기운이 변환의 과정을 담당하고 있는 것으로 표현된다.

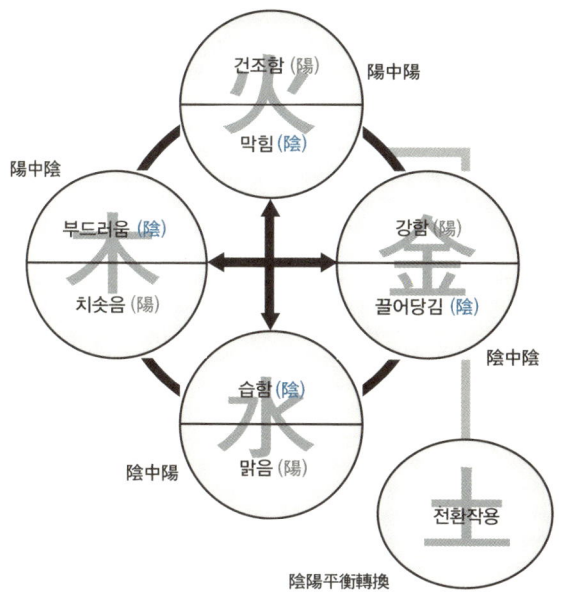

〈음양오행 관계도〉

1) 음양균형의 법칙

우주가 생성의 법칙에 따라 음양의 기운이 네 가지의 기운으로 서로 상호작용과 대화작용을 통해 조화와 균형을 실현하는 시공간의 장이듯, 모든 생명체 또한 네 가지 우주의 기운에 의해 생성되고 그 존재를 유지하도록 설계되어진 생태의 장이다. 높은 곳이 있음은 낮은 곳이 있음으로 존립되듯 밝은 곳은 어두운 곳, 더운 것은 찬 것, 솟구치는 것은 끌어내리는 것, 내보내는 것은 빨아들이는 것이 있음으로 그 존립의 의미가 있게 되는 것이다.

따라서 세상에 존재하는 모든 만물들은 이러한 음과 양의 기운간의 균형에 의해 존립되고 있는 것이며, 우주에 존재하고 있는 모든 현상 또한 음양의 기운으로 설명되어지지 못하는 것이 하나도 없는 것이다. 이렇듯 우주에 존재하고 있는 모든 실존적인 현상들은 음양이 서로 균형을 이루게 될 때 비로소 존재할 수 있는 것이다. 이를 음양균형의 법칙(**LENP** The Law of Equilibrium of Negative-Positive Energy)이라고 하며 우주만물에 대한 생성의 법칙으로서 모든 물질의 생성과 변화에 대한 조성의 원리가 된다.

2) 자연의 음양오행

계절의 변화란 음과 양의 조화와 균형을 통해 형성되는 순환의 과정을 말하는 것이다. 이를 태소음양으로 표현하게 되면, 봄은 양중음 陽中陰 이요 여름은 양중양 陽中陽 이며 가을은 음중음 陰中陰 이고 겨울은 음중양 陰中陽 이 된다.

다시 말해서, 봄의 계절이란 음지대인 겨울의 계절에서 양이 성장함에 따라 양의 지대로 전환한 것으로 비록 양의 기운을 가지고 있지만 아직은 음의 기운이 여전히 남아있어 찬 기운이 파고드는 것과 같은 기운을 가지고 있다는 의미이다. 따라서 같은 봄이라할지라도 초봄과 늦봄이 주는 느낌은 확연히 다르게 된다. 초봄은 분명 봄이지만 아직은 겨울과 같은 느낌을 받게 된다. 입춘이 갓 지난 초봄의 산야에는 아직도 초목에 잎을 달지 않고 있고 오직 줄기 속에 봄물이 왕성하게 올라올 따름이다. 그러나 같은 봄이라고 할지라도 늦봄의 경우에는 이미 모든 초목에 화려한 꽃을 피우고 풍성한 잎을 달게 된다.

이렇듯 양중음의 계절인 같은 봄 내에서도 계절의 기운은 다양한 스펙트럼을 가지고 우리의 환경을 만들어 내고 있는 것이다. 이는 결국 음과 양의 균형을 위한 서로의 승부작용이 계절적으로 어떻게 드러나는지를 보여주는 실증으로, 자연의 음양오행을 이해하는데 있어서 중요한 단서가 된다. 따라서 봄에 이르러 양의 기운이 확대되어 솟구치며 펼쳐지는 양의 성질이 만물에 작용될 때, 비로소 온갖 초목이 얼어있던 땅을 뚫고나와 솟구치고 펼쳐짐으로써 대를 세우고 잎을 달아 자신의 기운을 떨치게 되는 것이다.

이와 같이 음양의 균형법칙 속에서 양은 음속에서 자라나 음을 밀어 내게 된다. 그러나 극에 이른 양에서 다시 음으로 전환되는 것은 음이 극에 이른 양을 에워싸는 방식으로 자신의 영역을 확대해 나가게 된다. 이것을 음과 양이 서로 교환하는 방식 즉 여름의 계절에서 가을의 계절로 넘어가는 방식이라고 하며, 동양철학에서는 금화교역 金火交易 이라고 한다. 다시 말해서 가을에서 겨울로, 겨울에서 봄으로, 그리고 봄에서 여름으로 이행하는 방식은 음에서 양이 성장해가는 방식으로 전환하게 되지만, 여름에서 가을로 전환하는 방식은 극에 이른 양을 음이 포위하는 방식으로 그 과정을 실현하게 되는 것이다.

그러하기에 가을, 겨울, 봄, 여름으로의 순환은 음중음 陰中陰 에서 음중양 陰中陽 으로, 음중양 陰中陽 에서 양중음 陽中陰 으로, 양중음 陽中陰 에서 양중양 陽中陽 으로 이행해가게 되지만, 여름에서 가을로의 전환은 양중양 陽中陽 에서 음중음 陰中陰 으로 이행해가게 되는 것이다.

그리고 이러한 과정을 순조롭게 매개하기 위해 필요한 기운이 바로 오행의 작용 중에서 균형의 작용을 하게 되는 토 ±의 기운으로, 이를 통해 연속적인 기운의 상호작용이 가능하게 되는 것이다.

3) 인체의 음양오행

음과 양은 서로 연결되고 교류되는 것이다. 예를 들면, 인체의 앞쪽인 양의 공간이 가슴이라는 음의 부위와 연결되어 있어야만 존재할 수 있듯이 또한 뒤쪽 음의 공간은 등이라는 양의 부위와 연결되어 있어야 존재할 수 있는 것이다. 그리고 자연을 통한 계절의 변화에서 보았듯이 인체 또한 음양의 균형을 통해 형성되는 순환의 과정을 그대로 가지고 있다. 이를 인체의 음양오행이라고 하는데, 이러한 인체에서의 오행의 원리는 오장육부를 비롯하여 손과 발에서도 그대로 적용되어 나타나고 있다.

장부 臟腑의 경우, 현상체질론에서는 오장 五臟인 폐장, 비장, 간장, 신장, 심장을 각각 木, 火, 金, 水, 土의 기운으로 육부 六腑인 대장, 위장과 소장, 담(쓸개), 방광, 삼초(상초, 중초, 하초)를 木, 火, 金, 水, 土의 기운으로 구분한다. 그리고 오행의 기운에 따라 다섯 개의 손가락으로 형성되어 있는 손의 경우도, 엄지손가락이 손의 연장선상에 있게 되어 전체를 대표하는 土의 기운이기에 木, 火, 金, 水의 기운으로 표현되는 네 개의 나머지 손가락을 자유롭게 접촉할 수 있게 되는 것이다.

이뿐만이 아니다. 감각기관(귀, 눈, 코, 입)을 주관하고 있는 얼굴도 정수리에서 눈썹까지의 위치, 눈에서 광대뼈까지의 위치, 코와 볼까지의 위치, 입과 턱까지의 위치로 나뉘어 木, 火, 金, 水의 음양과 오행의 기운으로 구분되어져 있다.

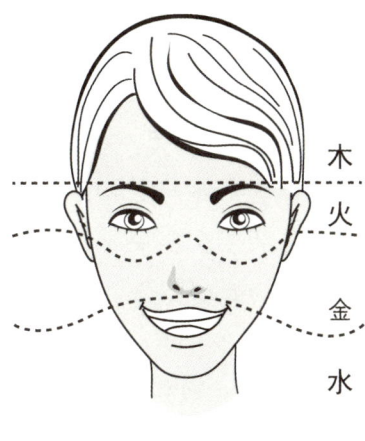

〈얼굴의 음양오행〉

이렇듯 우리의 인체 또한 생성의 법칙인 음양의 질서로 이루어져 있기에, 이들의 잘못된 기운에 대한 다스림을 통해 질병의 치유도 가능하게 되는 것이다.

지축에 따른 심장의 기울기

우리 몸의 내부의 장부를 관장하고 있는 심장은 土의 기운을 가지고 있는 장기(臟器)로, 음양의 전환과정을 순조롭게 매개하는 균형의 역할을 위해 네 개의 부분으로 나뉘어 음양의 모든 장부들을 관장하고 있다. 그리고 음기운인 인체를 통제하고 있기에 그 위치는 양기운의 자리인 몸통의 상체에서 약간 왼쪽으로 치우쳐 위치하게 된다.

이러한 심장에 대해, 기존의 관념체질론(觀念體質論)에서는 끊임없는 운동으로 가장 많은 열을 낼 것이라는 생각으로 火의 기운에 속하는 장부라고 했다. 그러나 실제적 기능과 역할을 중시하고 있는 현상체질론(現象體質論)의 관점에서 보면, 인체에서 가장 혹독한 환경에서 많은 열을 내는 장부는 위장으로 火의 기운이 되고 심장은 인체를 관장하듯 순환의 역할을 하게 되는 土의 기운이 된다. 이렇듯 심장은 뇌와 같이 인체의 한 부분을 이루고 있는 하나의 개체인 동시에 조화와 균형 작용을 하고 있는 본질의 전체인 것이다.

우주의 모든 만물들은 음양의 원리에 따라 조성되었다. 그리고 이러한 생성의 법칙에 따라 모든 객체들은 서로 영향을 주고받으며 공존을 하게 되는데, 이러한 우주의 변화성에 가장 큰 영향을 받고 있는 곳은 바로 지구(地球)이다. 그러나 문제는 우리가 살고 있는 지구의 경우 그 자체가 23.5°로 기울어져 있기 때문에 그 속에 사는 우리 인간 또한 그 기울어져 있는 각도만큼이나 불완전하고 불균형한 상태로 되어 있다는 것이다.

이러한 불균형에 따라 인체의 본질인 우리의 심장도 불균형의 상태로 되어있을 수밖에 없다. 따라서 심장의 전체 모습을 보면 지축의 기울기만큼이나 왼쪽으로 기울어져 있어 마치 지구본을 보는 것과 같은 모습을 하고 있는데, 이는 곧 인체가 자연의 변화원리에 따라 그대로 생성되었다는 것을 증명하는 것이다.

그러면 우리의 인체가 우주 생성의 법칙에 따라 정확하게 구현이 되고 있다는 것은 어떤 의미를 가지고 있는 것일까? 이는 조화를 통해 균형을 이루게 되면 불균형에서 비롯된 불안전한 상태가 역으로 안정을 찾아 순리에 따르게 된다는 것을 의미한다. 다시 말해서 병증(균형 잡히지 못한 잘못된 기운으로 발현되는 현상)은 불균형한 기운의 대한 다스림을 통해 치유가 가능하다는 것을 의미하는 것이다. 왜냐하면 생성의 법칙이란 곧 물질에 대한 조성과 그 존재의 원리를 의미하는 것이며, 또한 잘못되어 있는 것으로부터 치유가 된다는 것은 곧 불균형으로부터의 본질적인 회복을 의미하는 것이기 때문이다.

제2장
태소음양(太少陰陽)과 사상(四象)

성리학자로서의 이제마 선생은 철학과 유학 그리고 의학을 포괄하여 사상 四象 이라는 효용성이 높은 체질론 體質論 을 완성하였다. 통상적으로 사상 四象 과 태소음양 太少陰陽 은 서로 같은 의미를 가지고 쓰이고 있다. 이는 사상이 주역 周易 에서 말하고 있는 태소음양에 기반을 두고 있기 때문인데, 그러나 엄밀히 말한다면 사상이라는 의미는 태소음양과 여러 면에서 차이를 보이고 있다. 우선 주역에서의 사상이라는 명칭은 인의예지로 대표되는 유학의 사단 四端 에서 비롯된 일, 마음, 몸, 물건이라는 사원의 구조를 뜻한다. 그리고 태소음양의 단순함과는 달리 성품이라는 기준을 통해 각 개체의 특성을 구현하고 있다.

따라서 오태인론 五態人論 에 근거를 두고 있는 사상 四象 에 의한 체질론은 다소 모호하고 명확하게 이해하기 어려운 면이 있는 것도 사실이다. 그러나 이제마 선생의 사상 四象 은, 인체를 완전한 하나의 본질로 인식하여 이를 음과 양으로 나누고 그 안에서 좀 더 강한 것과 약한 것을 구분해내어 네 가지 형태의 체질로 정립함을 통해 질병의 치유에 응용할 수 있게 한 실용적인 이론이다. 따라서 이제마 선생의 사상에 의한 체질론은 곧 세계에서 가장 효용성이 높은 건강과 치유에 관한 체질론이라고 할 수 있는 것이다.

이러한 이제마 선생의 사상 四象 에 따른 체질론을 보다 정확히 이해하기 위해서는 먼저 우주의 음양의 균형원리를 담고 있는 태소음양의 원리에 대한 이해가 필요한데, 이에 대해 살펴보면 다음과 같다.

태소음양 太少陰陽 이란 생성의 법칙에 따라 조성된 모든 물질들에 대한 양생 養生 의 과정을 이르는 말이다. 다시 말해서 음양의 원리에 의해 생성된 물질들을 일정한 질서 속에서 규칙적으로 운행되게 하여 균형과 조화를 이루게 하는 원리를 의미한다. 이에 대해 동양철학에서는 木의 기운, 火의 기운, 金의 기운, 水의 기운, 그리고 양기운을 음기운으로 바뀌게 하는 금화교역의 기운(土의 기운)으로 태소음양의 원리를 설명하고 있다. 그러하기에 이러한 기운들은 서로의 균형과 조화를 이루기 위해 다음과 같이 생과 사에 대한 변화의 과정 곧 상생 相生 과 상극 相剋 의 승부작용을 하게 되는 것이다.

상생의 작용	목생화(木生火), 화생토(火生土), 토생금(土生金), 금생수(金生水), 수생목(水生木)
상극의 작용	목극토(木剋土), 토극수(土剋水), 수극화(水剋火), 화극금(火剋金), 금극목(金剋木)

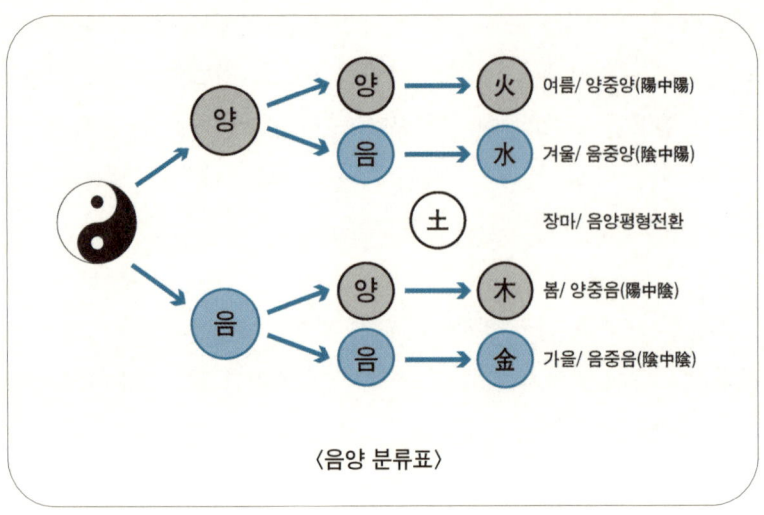

〈음양 분류표〉

1. 계절과 사상(四象)

중국의 상서 尙書 인 서경 書經 의 홍범구주편 洪範九疇篇 에 보면, 오행을 다음과 같이 계절의 기운으로 설명하고 있다.

木曰曲直 목왈곡직	木의 기운이란 곧고 굽는 성질을 가지고 있는 기운을 말한다. 이 말은 생명이 일어나는 모습을 표현하고 있는 것으로, 봄의 계절을 상징한다.
火曰炎上 화왈염상	火의 기운이란 불꽃이 타오르며 주위에 화기를 뿜는 성질을 가지고 있는 기운을 말한다. 이 말은 융성하게 하고 확장시키는 모습을 표현하고 있는 것으로, 여름의 계절을 상징하고 있다.

土曰稼穡 토왈가장	土의 기운이란 곡식을 심고 가꾸어 주는 성질을 가지고 있는 기운을 말한다. 이 말은 기운의 전환하는 모습을 표현하고 있는 것으로, 기나긴 장마의 계절을 상징하고 있다.
金曰從革 금왈종혁	金의 기운이란 따르고 변화하고 새로운 질서에 순종하는 성질을 가지고 있는 기운을 말한다. 이 말은 흩어져 확장시키는 것으로부터 모아 뭉치게 하는 것으로 변화되는 모습을 표현하고 있는 것으로, 가을의 계절을 상징하고 있다.
水曰潤下 수왈윤하	水의 기운이란 만물을 촉촉하게 적셔 포용하고 아래로 숨어들게 하는 성질을 가지고 있는 기운을 말한다. 이는 모아 끌어내리는 모습을 표현하고 있는 것으로, 겨울의 계절을 상징하고 있다.

이렇듯 오행에 대한 기운은 양 陽 의 기운인 봄과 여름의 기운, 음 陰 의 기운인 가을과 겨울의 기운, 그리고 양의 기운에서 음의 기운으로 바뀌게 하는 장마철의 기운으로 설명되어지고 있다. 이는 오행이 계절에 대한 특징과 그 맥을 같이 하고 있음을 잘 표현해주고 있는 기록이다. 그 후 조선의 성리학자인 동무 東武 이제마 선생은, 철학적인 역리의 근거로 깊이는 있지만 너무 관념적으로 치우치게 된 동양의 체질에 대한 이론들을 효용성이 높은 체질론으로 발전시키게 된다.

이른바 사상 四象 에 의한 체질론이 그것인데, 실제적으로 이제마 선생은 이를 통해 몸과 마음을 다스려 치유케 하는 의학으로서의 체계를 완성하게 된다. 각 체질별로의 생리와 병리 그리고 진단과 감별을 통해, 서로 연계성을 가지고 임상에 응용될 수 있도록 치료에서 약물에 이르기까지 치유의 모든 분야를 포괄할 수 있게 하였다.

참으로 대단한 성과인 것만은 틀림없는 사실이다. 이를 통해, 인류는 우주생성의 법칙에 근거한 규칙에 따라 정립된 세계에서 가장 완벽한 건강과 치유에 관한 체질이론을 갖게 된 것이다. 이제마 선생이 당신의 저서 동의수세보원 東醫壽世保元 을 통해 밝히고 있는 네 개의 체질에 대한 내용을 요약해보면 다음과 같다.

太陽人	폐장이 실한 반면 간장은 허한 체질(肺大肝小)을 가지고 있는 木의 기운에 속하는 사람. 큰 양의 장기가 실하다하여 태양(太陽)의 기운을 가진 사람이라고 하는데, 남성적이면서 사고력이 강하며 과단성이 있고 진취성이 강한 반면에 계획성이 적고 남을 잘 공격하며 후퇴할 줄을 모른다.
少陽人	비장이 실한 반면 신장은 허한 체질(脾大腎小)을 가지고 있는 火의 기운에 속하는 사람. 작은 양의 장기가 실하다하여 소양(少陽)의 기운을 가진 사람이라고 하는데, 밖에 일을 좋아하고 가정이나 자신의 일을 소홀히 생각하는 반면에 남의 일에 희생적이고 의분 앞에서는 물불을 헤아리지 않는다.
太陰人	간장이 실한 반면 폐장은 허한 체질(肝大肺小)을 가지고 있는 金의 기운에 속하는 사람. 큰 음의 장기가 실하다하여 태음(太陰)의 기운을 가진 사람이라고 하는데, 겉으로는 의젓하나 좀 음흉하여 자기의 속마음을 남에게 드러내지 않는 반면에 잘못인 줄 알면서도 그것을 밀고 나가려는 우둔함이 있다.
少陰人	신장이 실한 반면 비장은 허한 체질(腎大脾小)을 가지고 있는 水의 기운에 속하는 사람. 작은 음의 장기가 실하다고 하여 소음(少陰)의 기운을 가진 사람이라고 하는데, 내성적이면서도 사교적이어서 겉으로는 연약해 보여도 속으로는 강한 반면에 매사에 세심하고 과민하여 항상 마음이 불안하다.

그러나 의학적 체계로 완성된 선생의 사상체질론에 있어서 조금 아쉬운 점이라고 한다면, 체질에 대한 감별의 기준의 문제와 본초 本草에 대한 적용의 문제라고 할 수 있겠다.

우선 체질에 대한 감별의 기준에 대한 문제란, 품성을 기준으로 한 이제마 선생의 체질 감별의 기준이 다소 주관적이며 자의적일 수가 있다는 것에 기인한다. 왜냐하면, 품성 品性 을 구성하고 있는 요인이 기질과 성격과 인격이 되기 때문이다. 기질 氣質 이란 타고난 성품의 결합체로서 국민성과 인종과 성별 등 유전적인 요인에 의해 형성된다. 그리고 성격 性格 은 유전적인 기질과 더불어 훈련(교육)과 근본적인 태도와 신앙이나 원칙 등이 가미되어 형성되며, 이에 따른 인격 人格 은 그간의 훈련된 기질을 통해 다른 사람을 대할 때 표면적으로 보여지게 되는 것이다. 따라서 이렇게 복합적으로 나타나게 되는 품성 品性 을 체질변증 體質辨證 에 적용하기엔 피아간에 있어서 매우 자의적일 수가 있기 때문이다.

그리고 본초 本草 에 대한 적용의 문제란, 동일한 기운에 의해 생성되어 존재하고 있는 먹거리의 기운에 대한 설명이 다소 부족하다는 것이다. 이것이 아쉬운 문제가 되는 이유는, 우주생성의 법칙에 따라 조성되어 존재하고 있는 삼라만상은 서로의 기운에 의해 상생과 상극의 승부작용을 하도록 생성되었고, 인체 또한 이를 통해 영향을 받을 수밖에 없는 것이기 때문이다. 특히 생존과 관련된 음식물로서의 먹거리가 처치에 있어서 보다 중요한 것은, 많은 세월동안 검증된 식품으로서 약재보다 독성은 약한 반면에 강력한 기운을 가지고 있는 것들이 월등이 많기 때문이다. 따라서 병증에 대한 처치재로서의 먹거리는 각 체질별 약재보다 우선시 되어야 하는 것이다.

따라서, 이러한 문제들이 보충되게 된다면 이제마 선생의 사상체질론은 건강과 치유에 있어서 보다 실제적인 방법론이 될 것이다.

2. 태소음양의 특징

균형과 조화를 이루며 생존하게 되는 모든 물질은 상생과 상극의 작용을 통해 다음과 같은 특징을 나타내고 있다.

1) 색의 특징

木기운의 색	푸른색(청색)으로, 치솟는 기운을 가지고 있다.
火기운의 색	노란색(황색)으로, 팽창하는 기운을 가지고 있다.
金기운의 색	붉은색(적색)으로, 모아뭉치는 기운을 가지고 있다.
水기운의 색	검정색(흑색)으로, 끌어내리는 기운을 가지고 있다.

★ 순수색인 백색의 경우는 균형과 조화를 이루는 土기운의 색에 속한다.

참고로, 태소음양에 의한 기존의 관념체질론 TCC 에서의 색에 대한 특징은 다음과 같이 분류하고 있다.

木기운의 색	푸른색(청색)
火기운의 색	붉은색(적색)
金기운의 색	흰색(백색)
水기운의 색	검정색(흑색)

따라서 현상체질론 TCP 에 근거할 때, 양권 陽圈 의 색은 흩어지거나 밝은 느낌을 가지고 있는 색으로 청색과 황색이 이에 속하고, 음권 陰圈 의 색은 모아지거나 어두운 느낌을 가지고 있는 색으로 적색과 흑색이 이에 속한다.

2) 맛의 특징

木기운의 맛	매운맛으로, 치솟는 기운을 가지고 있다.
火기운의 맛	싸하고 단맛으로, 팽창하는 기운을 가지고 있다.
金기운의 맛	시고 떫은맛으로, 모아뭉치는 기운을 가지고 있다.
水기운의 맛	쓰고 짠맛으로, 끌어내리는 기운을 가지고 있다.

3) 온도의 특징

木기운의 온도	따뜻한 온도로, 치솟는 기운을 가지고 있다.
火기운의 온도	뜨거운 온도로, 팽창하는 기운을 가지고 있다.
金기운의 온도	서늘한 온도로, 모아뭉치는 기운을 가지고 있다.
水기운의 온도	차가운 온도로, 끌어내리는 기운을 가지고 있다.

★ 土기운의 온도는 뜨거움에서 서늘함으로 바뀌게 되는 변화과정의 온도로 미지근한 온도가 이에 속한다.

4) 운동의 특징

양(木/火)기운의 운동	횡적인 활동으로, 치솟고 팽창하는 기운을 가지고 있다.
음(金/水)기운의 운동	종적인 활동으로, 모아뭉치고 끌어내리는 기운을 가지고 있다.

5) 신기혈정(神氣血精)

역易에서는 삼위일체론 三位一體論 에 근거하여 정精 과 신神 그리고 기氣 를 이야기하고 있다. 이는 음기운인 정精 과 양기운인 기氣 가 상호 대립하고 있을 때 신神 이 비로소 조화의 균형을 이룬다는 뜻이다. 다시 말해서 태극의 상태에서 음양이 서로 대립하고 있을 때 그 가운데에서 절묘하게 절대의 균형을 이루고 있는 것이 바로 신神 이라는 것이다. 따라서 신神 은 기氣 를 다스리고, 기氣 는 정精 을 활동케 하며, 정精 은 신神 을 생성해 준다고 한다.

木	太陽人	신(神)
火	少陽人	기(氣)
金	太陰人	혈(血)
水	少陰人	정(精)

이에 대해, 태소음양과 사상에서는 다음과 같이 성정 性情 을 신기혈정 神氣血精 네 가지로 분류하여 각 음양의 기운을 정립하고 있으며, 사상으로 분류된 태소음양의 신기혈정 神氣血精 에 대해 다음과 같이 정의하고 있다.

木기운의 특성	신의 기운에 의한 조화작용으로, 치솟는 기운을 가지고 있다.
火기운의 특성	기의 기운에 의한 변화작용으로, 팽창하는 기운을 가지고 있다.
金기운의 특성	혈의 기운에 의한 변화활동으로, 모아뭉치는 기운을 가지고 있다.
水기운의 특성	정의 기운에 의한 보존활동으로, 끌어내리는 기운을 가지고 있다.

(1) 신 神 이란, 하나의 개체 안에서 그 개체의 전체를 관장하는 절대조정자의 위치로, 신체의 모든 기관과 장부의 기능을 조절하고 통제함은 물론 생각하고 느끼게 되는 모든 의식의 작용을 말한다.

(2) 기 氣 란, 인체에서 나오게 되는 힘 즉 무형의 에너지인 기운으로, 신의 명령에 따라 신체의 내외부적 활동을 하게 하는 변화의 작용을 말한다.

(3) 혈 血 이란, 기의 변화작용에 따른 인체 내에서의 변화활동을 말한다. 따라서 혈은 신체 중 살을 관장하며 모든 기관과 장부 그리고 체세포에 필요한 물질들을 전달하고 수거함으로써 신체의 항상성 恒常性 을 유지시켜준다.

(4) 정 精 이란, 혈의 변화활동에 따른 인체의 보존활동을 말한다. 따라서 정은 개체가 개체로써 잘 보존될 수 있도록 하며 이러한 보존활동에 따라 종의 번식을 할 수 있도록 한다.

앞서 살펴본 색, 맛, 온도, 운동, 신기혈정 등에 대한 태소음양의 특징과 함께 오행, 계절, 방위, 기운, 시간, 음정에 대한 태소음양의 특징들에 대해 도표로 나타내보면 다음과 같다.

오행(五行)	목(木)	화(火)	토(土)	금(金)	수(水)
오계(五季)	봄(春)	여름(夏)	장마(長夏)	가을(秋)	겨울(冬)
오색(五色)	청(靑)	황(黃)	백(白)	적(赤)	흑(黑)
오미(五味)	매운맛(辛) 쏘는맛	단맛(甘) 싸한맛	향기로운맛	신맛(酸) 떫은맛	쓴맛(苦) 짠맛(鹹)
오방(五方)	동(東)	남(南)	중앙(中央)	서(西)	북(北)
오기(五氣)	풍(風)	열(熱)	습(濕)	조(燥)	한(寒)
오간(五間)	평단(平旦)	일중(日中)	일서(日西)	일입(日入)	야반(夜半)
오음(五音)	각(角)	치(緻)	궁(宮)	상(商)	우(羽)

3. 체질의 구분

체질(體質 constitution)이란 개개인의 병리적인 상태의 차이가 아닌 생리적인 차이를 구분한 것으로, 선천적으로 타고난 오장육부간 기능상의 상대적 차이를 인정해 붙인 명칭이다. 따라서 알레르기성체질, 과민성체질, 산성체질 등과같이 서양의학에서 말하고 있는 인체의 병리적 상태를 나타내고 있는 체질의 개념과는 다르다.

이에 대해 이제마 선생의 사상 四象 에서는 오장육부간 기능상의 차이를 크게 네 가지 종류로 구분하여 태양인, 소양인, 태음인, 소음인으로 이름하였고, 그밖에 아형 亞形 으로 8체질이나 24체질 또는 28체질 등으로 분류하는 경우도 있다.

체질은 선천적으로 타고나는 장부의 특성으로 결정되는 것이기 때문에 일생동안 변하지 않는다. 따라서 자신의 체질을 안다는 것은 매우 중요한 일이 된다. 왜냐하면 자신의 체질을 알게 되면 각자의 체질에 맞는 올바른 식생활을 통해 건강한 삶은 물론이고 병증에 대한 치유 또한 가능하게 되기 때문이다. 특히, 기존의 사상의학을 발전시킨 현상체질론 TCP 은 주변에서 쉽게 얻을 수 있는 식품을 통해 본초학 本草學 을 강화시킨 원리이기 때문에, 현상체질론에 근거한 활성식(活性食, ANN activated-nutrition nourishing)을 통할 때 그 치유효과는 매우 탁월하게 나타나게 된다.

사상체질론과 팔상체질론

일명 팔체질 의학에서는 사상체질(태양, 소양, 태음, 소음)을 다시 음양으로 나눠 금양 및 금음체질(태양인), 토양 및 토음체질(소양인), 목양 및 목음체질(태음인), 수양 및 수음체질(소음인) 등 여덟 개의 체질로 구분하고 있다. 이는 사상체질을 각 장부의 대소강약으로 다시 나눈 것으로, 팔상체질에서는 사상의 태양인, 소양인, 태음인, 소음인을 열태양인(양성태양인), 한태양인(음성태양인), 열소양인(양성소양인), 한소양인(음성소양인), 열태음인(양성태음인), 한태음인(음성태음인), 열소음인(양성소음인), 한소음인(음성소음인)으로 분류해 다음과 같이 설명하고 있다.

1) 금양 → 열태양인(양성태양인)

열태양인은 폐가 가장 크고 간이 가장 작은 체질로, 이러한 장기구조를 가지고 태어난 열태양인은 여덟 가지 체질 중 독창성이 가장 뛰어난 체질인 반면에 비현실적이고 비노출적이며 비사교적이다.

2) 금음 → 한태양인(음성태양인)

한태양인은 대장이 가장 길고 강하며 담낭이 약한 체질로, 무엇보다도 세상을 한 눈에 꿰뚫어 보는 직관력과 큰 야심 그리고 뛰어난 통치력의 소유자가 많아 위대한 정치가가 많다. 체질에 맞지 않는 육식을 하여 폭군이 된 경우도 더러 찾아 볼 수 있으나, 채식을 위주로 하면 아주 온순해진다. 이는 성격의 문제가 아니라 육식을 많이 먹음으로 강한 대장의 기운이 더욱 강해진 탓이다.

3) 토양 ➜ 열소양인(양성소양인)

열소양인은 신체의 오장육부 중에서 신장을 가장 약하게 그리고 췌장을 가장 강하게 타고난 체질로서, 매우 활동적이고 외향적인 성격을 가지고 있으며 새로운 것에 대한 호기심이 강하고 항상 생각과 행동이 바쁜 편이다. 성질이 급하여 걸어가도 남들 앞에서 걸어야하고 일을 해도 미리미리 준비를 하고 기다리는 특성을 가지고 있다.

4) 토음 ➜ 한소양인(음성소양인)

한소양인은 신체의 오장육부 중에서 위장을 가장 강하게 그리고 방광을 가장 약하게 타고난 체질로서, 우리나라에서는 매우 귀한 체질이다.

5) 목양 ➜ 열태음인(양성태음인)

열태음인은 간을 가장 강하게 폐를 가장 약하게 타고난 체질로서, 열태양인과 정반대의 장기구조를 가지고 있다. 이에 따라 성품도 상반되게 나타나 과묵하다.

6) 목음 ➜ 한태음인(음성태음인)

한태음인은 쓸개를 가장 강하게 대장을 가장 약하게 타고난 체질로서, 하루에도 몇 차례씩 화장실에 가는 성향을 가지고 있다. 이는 건강한 위와 흡수를 잘하는 소장을 가지고 있어서 소화에는 지장이 없으나 단지 대장이 짧고 무력하여 대장에 오래 담아 둘 수가 없어서 그렇다.

7) 수양 ➜ 열소음인(양성소음인)

열소음인은 신체의 오장육부 중에서 신장이 가장 강하고 췌장이 가장 약한 체질로서, 어깨는 조금 넓은 편이며 허리는 가늘고 엉덩이가 나와 몸매가 아주 귀엽고 아름다우며 얼굴은 계란형이다. 통상 여자는 애교가 많고 남자는 곱상하고 단아하다.

8) 수음 ➜ 한소음인(음성소음인)

한소음인은 신체의 오장육부 중에서 위장이 가장 약하고 방광이 가장 강한 체질로, 조용하고 침착하며 매우 꼼꼼하다.

팔상체질은 장부의 기운을 다음과 같이 분류하고 있는 사상체질을 음양으로 한 번 더 나눈 것으로, 사상의 각 장부의 기운에 대해 태과불급(넘치고 부족함)으로 재구분한 것이다. 즉 음(陰)의 장기인 오장은 음으로 작용하고, 양(陽)의 장기인 육부는 양으로 작용하고 있다고 보는 견해이다.

사상체질	실(實)	허(虛)
태양인	폐장, 대장	간장, 담(쓸개)
태음인	간장, 담(쓸개)	폐장, 대장
소양인	비장, 위장	신장, 방광
소음인	신장, 방광	비장, 위장

참고로, 오장(五臟 간장, 비장, 폐장, 신장, 심장)은 정기와 혈기 그리고 혼백을 간직하며 그 변화 속도가 느리고 상대적으로 양기운의 더운 것을 좋아하고 병이 생겨도 잘 옮기지 않는다. 반면에 육부(六腑 담, 위장, 대장, 방광, 소장, 삼초)는 이를 담았다가 내보내는 곳으로, 그 변화속도가 빠르고 상대적 음기운의 찬 것을 좋아하고 병이 생기면 돌아다니며 여러 증상들을 일으킨다.

이러한 장기의 특성에 따라, 오장과 육부를 양은 양끼리 음은 음끼리 구분해보면 다음과 같다.

사상체질		실(實)	허(虛)
태양인	A	폐장	간장
	B	대장	담(쓸개)
태음인	A	간장	폐장
	B	담(쓸개)	대장
소양인	A	비장	신장
	B	위장	방광
소음인	A	신장	비장
	B	방광	위장

양의 기운은 음의 기운보다 빠르고 쉽게 나타나고 더욱 왕성하게 활동하게 된다. 따라서 같은 태음인이라 해도 부드럽고 작은 체형이 있는가하면 강해 보이고 큰 체형도 있는 것이다. 예를 들어, 태음인 A의 경우 양기운의 태음인으로 외형상 강해 보이고 체구가 크지만 태음인 B의 경우는 음기운의 태음인으로 부드럽고 체구가 작다. 이러한 원리에 따라 모든 사상체질을 A와 B로 나눈 것이 팔상체질인데, 이는 이미 사상의학에 따라 구분한 것에 양을 음으로 음을 양으로 다시 나눈 것에 불과한 체질론이다.

인체는 음양균형의 법칙에 따라 조성되었다. 그리고 병증이란 인체가 불균형의 상태가 되었기 때문에 나타나게 되는 현상이다. 그러하기에 생성의 법칙에 따라 각 개체 고유의 특성을 찾아 균형을 맞추고자 정리된 원리이자 이론인 이제마 선생의 사상의학은, 생성의 법칙에 따른 기본적인 체질의 원리가 된다. 따라서 이러한 생성의 법칙에 따른 근본적인 체질의 원리에 반하여 이를 다시 8상(象)이나 64괘(卦) 또는 384효(爻)로 나누어 접근하려 한다면, 이는 전체의 균형을 통해 건강을 생각하게 되는 관점에서 벗어나 오히려 부분으로 쪼개어 연구하게 됨으로써 서양적인 학문의 오류를 다시 범하게 되는 결과를 가져오게 될 것이다.

동양학적인 개념이란 부분에서 전체로 통일시켜보거나 알려고 하는 것이다. 이에 반하여 서양학적인 개념은 전체를 부분으로 나누어 깊이 분석하여 보거나 알려고 한다. 그리고 이러한 전체와 부분에 대한 개념의 차이는 처치에 있어서도 그대로 나타나게 된다. 따라서 부분에서 전체로 끌어 모아 인체를 유기적이고 종합적인 개념으로 보고 처치되는 방법인 사상체질론(四象體質論)과 이를 다시 부분으로 나누어 처치되어 전체의 균형을 통해 건강을 생각하게 되는 관점에서 벗어날 수도 있는 방법인 팔상체질론(八象體質論)을 비교해 볼 때, 팔상체질론은 사실상 그리 큰 의미가 없는 것이 된다. 더욱이 체질은 음체질과 양체질로 구분만 되어도 큰 효과가 있기 때문에 전체적인 관점을 잃을 수 있는 방법들은 오히려 오류를 범할 수 있게 된다. 다만 기운에 따라 체질을 사상으로 나누어 살피는 것은 장부의 기운에 따른 질환의 정확한 치유를 위해 보다 효과적이기 때문이다.

결론적으로, 사상체질이란 양인 낮에 오전과 오후가 있고 음인 밤에도 늦은 밤과 새벽이 있듯이 양을 태양과 소양으로 음을 태음과 소음으로 나눈 것으로서 환경의 변화원리인 사계절의 형성과도 같은 원리이다. 그러하기에 이것을 더 나누어 접근한다는 것은 기본원리를 부분으로 나눠보려는 작금의 서양의학과 같이 결국은 근본이 되는 생성의 법칙을 떠나 지엽적인 문제로 회귀되는 결과가 된다. 다시 말해서 한 부분의 기능만을 살리려다가 오히려 다른 부분의 기능까지 손상시키는 결과를 낳게 되는 것이다.

나누어서 접근하는 부분적이고 미시적인 방법론은 이미 서양의학을 통해서 크게 발달되었다. 따라서 이제 생성의 근본으로 돌아가 인체를 유기적이고 종합적인 개념으로 보려는 거시적인 동양적 사상을 통해 자연치유의 효과를 보려한다면, 더 이상 부분적으로 접근하여 오히려 전체의 본질을 흐리게 되는 우를 범하지 말아야 할 것이다.

1) 서양의 체질구분

서양에서의 인간에 대한 체질의 구분에 관한 이론의 확립은 히포크라테스 Hippocrates 로부터 시작되었다고 말할 수 있다. 고대 그리스의 의성 히포크라테스는 우주구성의 원리를 인체에 적용하여, 체액에 따라 체질을 다혈질 多血質, 점액질 粘液質, 담즙질 膽汁質, 흑담즙질 黑膽汁質로 나누었다.

이는 인간의 체내에 있는 네 가지의 체액 곧 혈액과 가래 그리고 황색담즙과 흑색담즙에 비유하여 다음과 같이 분류한 것으로, 이를 이름하여 사체액병리설 四體液病理說 이라고도 한다. 이러한 체질이론을 바탕으로 하여 갈레누스 Galenus 는 사기질분리설 四氣質分離說 을 주장하였는데, 이는 인간의 기질을 타고난 성품의 결합체로 보고 재정리한 것이라고 한다.

다혈질	느리고 덥석거리기를 잘하며 현실적이되 변심을 잘하고 신중하지 못하다.
점액질	냉정하고 침착하며 게으르지는 않으나 활발하지 못하며 민첩하지는 못하나 끈기가 있다.
담즙질	괄괄한 성미에 희로애락의 표현이 빠르나 영속성은 부족하다.
흑담즙질	사소한 일을 크게 생각하고 걱정하는 마음이 지나치고 남을 잘 믿지 못한다. 우울질이라고도 한다.

이러한 체질에 대한 구분은 20세기 초에 들어서면서 여러 관점으로 분기하게 된다. 독일의 크레치머 Kretchmer 는 정신과 신체 그리고

의학적인 관점에서 인간을 비만형, 세장형, 투쟁형의 세 유형으로 분류한 후, 이상체질형인 발육부전형을 합하여 네 개의 체질로 설정하기도 하였다.

그리고 시가우드 Sigaud 는 호흡형, 소화형, 근육형, 뇌형의 사형 체질로 분류하였고, 철학자 칸트 Kant 는 기질에 대한 연구를 통해 감성적 기질(感性的 氣質 이는 사기질분리설에 의할 때 다혈질과 흑담즙질에 해당됨)과 활성적 기질(活性的 氣質 이는 사기질분리설에 의할 때 담즙질과 점액질에 해당됨)로 분류하였다.

한편, 셀든 Sheldon 의 경우에는 사람의 체질구조는 출생 전에 어느 정도 결정되며 체형은 대개 여섯 살 때 결정된다는 배엽기원설 胚葉起源說 을 주장하였다. 이에 따라 그는 체질을 내배엽형(내장긴장형)과 중배엽형(신체긴장형) 그리고 외배엽형(두뇌긴장형)의 세 가지 유형으로 분류하였다. 그리고 겔 Gell 과 쿠부스 Coobus 의 경우에 있어서는 네 가지의 알러지형으로 체질을 분류하기도 했다.

이상에서 열거한 것 외에도 서양의 체질구분은 몇몇 학자들에 의해 주장된 연구수준의 것도 다수 존재하기도 한다. 그러나 이러한 서양의 체질론들은 그동안 의학적 찬반 논쟁을 거듭하면서 별다른 진전을 보이지는 못했다. 왜냐하면 일반적으로 서양의 체질론들은 보편적인 이론으로서의 정립의 정도가 매우 미흡했기 때문이다. 이는 곧 서양의 체질론들이 실제 적용측면에 있어서 그 가치성이 낮았다는 것을 의미하는 것으로, 모든 상황적 현실에 대한 체질론적인 설명이 불가능했다는 것을 말하고 있는 것이다.

현상체질(現象體質) 49

이렇듯 현시점에 있어서의 서양의 체질론은, 단지 단편적으로 정신의학, 심리학, 면역학 등 일부 분야에서 제한적으로 응용되고 있을 뿐이다.

2) 동양의 체질구분

동양에서의 체질구분에 대한 이론들은 지금까지 전해오고 있는 문헌에 의할 때, 중국과 인도에서부터 시작된 것으로 보인다. 경전과 같은 형태의 고대 문서가 다 그렇듯이 이러한 문헌들이 체질에 대해 따로 논의하고 있는 것은 아니다. 다만 우주의 생성과 존재에 대해 이야기하면서 자연히 인체에 대해 언급하고 있을 뿐이다.

인도의 경우, 아유르베다 Ayurveda 라는 고대 힌두 서적들에서 체질에 대한 이론들을 살펴볼 수 있다. 우주의 생성과 리듬 그리고 구조와 더불어 언급되고 있는 인도에서의 체질이야기는, 인간의 체질이 환경과 상황에 따라 변하는 것이라고 보고 있는 점에서 기존의 관념체질론과 차이를 나타내고 있다.

이에 따르면, 우주의 생성과 운행의 원리와 같이 인간의 체질은 건강과 질병에 관계하는 생명 에너지인 공기와 불과 흙의 기운으로 나뉜다고 설명하고 있다. 이를 비타 Vita 타입, 피타 Pitta 타입, 카파 Kapha 타입이라고 부르고 있는데, 이를 요약해보면 다음과 같다.

비타타입	비타타입의 원소는 공기의 기운으로, 이는 바람처럼 항상 움직이는 체질을 말한다. 따라서 매우 바쁘게 생활하는 특성을 지니고 있다. 몸 상태가 좋을 때에는 상상력이 풍부하고 창의성이 있으나, 과로할 경우 쉽게 흥분하고 지치게 되어 신경과 소화계에 문제가 생길 수 있다.
피타타입	피타타입의 원소는 불의 기운으로, 이는 진정으로 인생을 개척할 수 있는 체질을 말한다. 따라서 정력적이며 열정적인 생활을 한다. 몸 상태가 좋을 때에는 가장 지적이며 예리한 통찰력을 보여주나, 이러한 열정이 지나칠 경우 타인에 대해 비판을 가하며 과도하게 긴장될 수 있다.
카파타입	카파타입의 원소는 흙의 기운으로, 이는 굳건하고 믿음직한 체질을 말한다. 따라서 애정이 충만하며 어려울 때 진심으로 남을 도울 수 있는 마음을 가지고 있다. 몸 상태가 좋으면 여유롭고 우아하게 생활하지만, 병이 나게 되면 느긋한 생활 자세는 지나친 나태함으로 이어질 수 있다.

중국의 경우에는, 황제내경 黃帝內徑 을 통해 인간의 체질에 대한 언급을 살펴볼 수 있다. 이곳에서는 인간의 체질을 크게 태양지인 太陽之人, 소음지인 少陰之人, 소양지인 少陽之人, 태음지인 太陰之人 그리고 현실적으로는 그 존재성이 희박한 음양화평지인 陰陽和平之人 등 다섯 가지로 구분하고 있다.

이른바 오태인론 五態人論 이 이것인데, 이를 오행에 따라 나누어 보면 다음과 같이 오형(五形 목형, 수형, 화형, 금형, 토형)으로 설명될 수 있다.

木형	머리가 작고 얼굴이 길며 어깨와 등이 넓고 신체가 곧으며 손발이 작다. 일반적으로 재능이 있고 생각이 많으며 매사에 걱정이 많다. 우울형이 이에 속한다.
水형	얼굴에 주름이 많고 머리가 크며 턱이 넓고 어깨가 작으며, 복부가 크고 손발을 잘 움직이며 보행 시에 몸을 흔들고 꼬리뼈가 길다. 일반적으로 행동이 불순하고 말을 잘하며 남을 잘 속인다. 안정형이 이에 속한다.
火형	안면이 좁으며 머리가 작고 어깨, 등, 엉덩이, 복부의 발육이 좋으며 손발이 작고 걸음이 빠르며 어깨와 등의 살집이 풍만하다. 일반적으로 기백이 있고 재물을 가볍게 여기며 믿는 마음이 부족하고 걱정이 많으며 안색은 좋고 성질이 급하다. 흥분형이 이에 속한다.
金형	얼굴이 모나고 머리가 작으며 어깨, 등, 손발이 작고 뒤꿈치가 견실하여 뼈가 발뒤꿈치에 자란 것 같다. 일반적으로 청렴결백하고 성질이 급하며 의지가 굳고 용맹하며 관리가 되기에 적합하다. 안정형이 이에 속한다.
土형	얼굴이 둥글고 머리가 크며 어깨와 등이 풍만하고 복부가 크다. 또한 하체가 건장하고 손발이 크며 살집이 풍만하고 상하체의 균형이 매우 잘 이루어져 있으며 걸음걸이가 점잖다. 마음이 안정되어 있고 남을 잘 도우며 권세를 싫어하며 남에게 의지하기를 좋아한다. 활달형이 이에 속한다.

이러한 다섯 가지의 유형에 대해서는 후에 각각의 아형 亞形 들을 첨가하여 25가지의 체질로 세분된 내용도 볼 수 있다. 한편, 이러한 음양의 기운에 따른 체질의 구분은 그 후 명나라의 장개빈 張介賓 에 의해 양장지인 陽臟之人 과 음장지인 陰臟之人 으로 구분되어, 이를 약물 처치의 기준으로 응용되기도 하였다.

양장지인	양기운은 많은 반면에 상대적으로 음기운이 적어 몸에 열이 많은 체질로, 양체질에 속한 사람을 말한다.
음장지인	음기운은 많은 반면에 상대적으로 양기운이 적어 몸이 냉한 체질로, 음체질에 속한 사람을 말한다.

한편, 한국의 경우에는 종래의 관념적인 견해에서 탈피해 보다 현실적인 측면이 강조된 사상구조론 四象構造論 에 의한 체질론이 이제마 선생에 의해 체계화되었다. 이제마 선생은 이를 동의수세보원 東醫壽世保元 이라는 사상체질의학서로 발표하게 되는데, 이를 통해 인간의 체질을 태양인 太陽人, 소양인 少陽人, 태음인 太陰人, 소음인 少陰人 의 네 가지 유형으로 나누었다.

그러면 다른 동서양의 체질론과는 달리 사상에 의해 구분된 선생의 체질이론이 지금까지 생명력을 가지고 의학적인 발전을 거듭해 온 것은 무슨 이유 때문일까? 사상체질의학은 각 체질에 대한 생리와 병리와 진단 그리고 감별법과 치료와 약제에 이르기까지 서로 연계하여 임상에 응용할 수 있는 새로운 방향을 제시하고 있다. 이는 기존의 체질의학이 외모와 행동 그리고 심리상태의 특징만을 위주로 하거나 약물 투여를 위한 방편으로 활용된 것에 비해, 의학적인 면에서 그 우수성을 보이고 있는 부분이다.

사상체질론에 따르면, 사람에게는 누구나 똑같이 공통적으로 소유하고 있는 기능과 활동이 있는 반면에 다른 사람과 구분되는 독특한 개별적인 부분이 있다고 한다. 이를 체질론적으로 말하자면, 모든 사람들의 체질은 제각기 다르지만 이렇게 다른 사람들 사이에서도 체격이나 외모 그리고 심성과 병증 등의 측면에서 서로 합치가 되는 부분이 많은 사람들끼리 모아보면 네 가지의 유형으로 나눌 수가 있다는 것이다.

이렇듯 사상체질론(四象體質論)은 체질의 특성으로서의 개별적인 면만을 발전시켜야 한다는 것을 강조하고 있는 것이 아니라, 모든 인간이 공유하고 있는 공통적인 부분과 자신만의 독특한 개별적인 부분이 모두 조화를 이루어야 한다는 것에 그 의미를 두고 있는 다시 말해서 건강과 치유의 근본원리에 근거하고 있는 의학서인 것이다. 그리고 더 나아가서 사상체질론은 생성의 법칙에 그 기원을 두고 있는 음양균형의 법칙 LENP 에 따른 조성의 원리에 의해 정립된 이론으로서, 삼라만상에 있어서의 조성과 양생의 기운이 되는 음양(陰陽 Negative-Positive Energy)의 원리가 그 핵심이 되고 있는 본질적인 체질론인 것이다.

제3장

현상체질

1. 현상체질론의 필요성

사상철학 四象哲學 의 기본이 되는 역 易 에 대한 이해 없이 사상체질 四象體質 을 이해한다는 것은 약간의 문제가 발생될 수 있다. 왜냐하면 역(또는 周易)이란 말은 변역 變易 즉 '바뀐다' 또는 '변한다'는 뜻으로 천지만물이 끊임없이 변화하는 자연현상의 원리를 설명하고 있는 것이기에, 이를 치료의학이나 본질오행론에 대한 고정적 관념으로 이해하려해서는 이론 자체가 왜곡될 수도 있기 때문이다.

그러면 사상의학에 있어서 사상 四象 이란 무엇인가? 또한 우주만유에 있어서 사상이란 어떠한 것을 의미하며, 삼라만상에서의 사상적 구분은 어떻게 되고, 사상의 철학적 개념이나 사상의 정의는 무엇인가? 그리고 우주의 본질적 기운이 지상의 현실로 현현 顯現 되어질 때의 그 변화과정과 실제적 현실의 현상은 어떻게 나타나는가?

사상체질을 이해하는 데에 있어서 이러한 물음에 대한 실존적인 해결 없이, 무엇을 어떻게 먹었더니 어떠하더라 또는 무엇을 들고 다른 물체를 들어보니 가볍더라 혹은 무겁더라라고 하는 경험적인 차원만으로는 그 한계를 보일 수밖에 없을 것이다. 즉 이론과 실제, 이 두 가지가 일치되어야 비로소 음양이 있는 것과 같을 것이며 밤과 낮이 있어 하루가 되는 것과 같은 것이 될 것이다. 그러면 음양이론 陰陽理論 만으로 모든 것을 설명할 수 있을까? 에에 대한 대답은 '아니다'이다. 왜냐하면 음양의 상호대립과 모순 속에는 절대균형과 조화를 이루는 그 무엇이 있으며, 이것이 바로 본질 本質 이 되기 때문이다.

이렇듯 본질 本質 이야말로 우주의 정신이요 작게는 인간의 정신이며, 부분에서 전체로 전체에서 부분으로 분열과 통일을 반복함에 있어서 또한 절대법칙을 따르게 하는 것이다. 따라서 이러한 논리가 토대가 되어 질 때, 비로소 '사상의 개념'과 '사상의 정의' 나아가 인체의 '사상적 구분'과 '동식물의 사상적 구분과 형태' 그리고 '사상체질의 감별법'에 이르기까지의 변화과정(즉 본질인 우주의 기운이 현상으로 지상에 나타날 때의 변화과정)이 설명될 수 있을 것이다.

그러면 사상의학 四象醫學 이란 어떻게 시작되었고, 왜 우리가 필수적으로 알아야 하는 것일까? 우리 인간은 우주의 변화성에 의하여 생성되었지만 가장 큰 영향을 받는 것은 역시 지구이고 다음이 달과 태양이다. 그러나 문제는 우주는 절대균형과 조화의 법칙에 의거하지만 우리가 살고 있는 지구는 그 자체가 23.5°로 기울어져 있기 때문에 그 속에 사는 우리 인간 또한 그 각도만큼 불완전하고 불균형한 상태로 되어 있다는 데에 있다.

그에 대한 예로, 대뇌 大腦 는 인체 내에서 전체의 신체적 기관과 장부는 물론 의식까지도 주관하는 조화균형의 통합조정실의 역할을 하도록 되어 있다. 그리고 소뇌 小腦 는 신경망을 통하여 네 개의 팔과 다리 그리고 네 등분의 신체 구분인 머리, 가슴, 배, 하체의 외부 신체적 기관을 주관하고 있으며 그 위치는 그 자체가 외부 기관 즉 양 陽 의 부위를 관장하므로 돌출된 머리통의 속 뒷면에 자리하게 된다.

또한 심장 心臟 은 전체의 내부 장부를 관장하게 되어 있다. 그리고 네 개의 부분으로 나누어지는 음양 장부인 폐와 대장, 간장과 담, 위와 비장, 신장과 방광을 관장하며, 그 위치는 음 陰 의 부위인 내부 장부를 관장하므로 몸통 속에 위치한다. 또한 그 자체도 네 개의 칸으로 나뉘어져 있고 그 활동 모습은 태극 太極 의 형태와 같다.

이렇듯 뇌와 인체 장부에서의 심장은 모든 인체 또는 장부 속에서 볼 때 하나의 개체이면서도 전체인 본질의 조화와 균형작용을 하고 있는 것이다. 특히 심장의 전체 모습을 보면 살짝 기울어져 있어 그 기울기가 지구본을 보는 것과 같은데, 이는 지구의 영향을 가장 크게 받아서 생성되었음을 증명한다. 또한 음 陰 인 여자의 생리는 정확한 달의 주기와 달이 지구에 미치는 조수간만의 차이 즉 사리와 조금의 영향에 따르게 된다.

이러한 오행의 본질에 대한 현상적 나타남은 신체는 물론이거니와

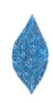

심성까지도 그러하다. 양 陽 의 부위인 마음과 음 陰 의 부위인 육신이 기울어져 있으니, 그 기울어짐의 차이로 나타남이 양으로는 번뇌와 갈등이요 음으로는 탐욕과 질병이 되는 것이다. 이렇듯 모든 생명체는 양 陽 인 무형 에너지의 변화작용 變化作用 의 기운에 의하여 음 陰 인 육체가 변화활동 變化活動 을 하게 되는 것이다. 또한 이렇게 생성된 변화활동의 기운은 변화작용의 기운을 돕는 순환으로 이어지게 된다. 그러나 이러한 음양법칙 陰陽法則 에 대한 상호작용과 대화작용 속에는 절대적인 조화의 자리가 있는데, 이것이 바로 오행의 본질에 되는 우주정신이며 인간정신인 것이다.

그러나 비록 기울어진 지구라는 환경에서 기울어진 심성과 육신을 가지고 태어날 수밖에 없는 인간이라 하더라도, 우주의 변화성에 의하여 생성되었음을 깨우치고 인간정신의 사리사욕에서 우주정신인 공리공욕으로 한 경계 더 나아갈 때, 우주라는 전체에서 자신이라는 존재는 한 부분의 작은 개체로서 전체가 되어 짐을 알 수 있게 된다. 그러하기에 번뇌와 갈등 그리고 탐욕과 질병으로 이어질 수밖에 없는 인간은 먼저 정신의 불균형으로부터 바로 세운 후 육신 또한 그 불균형으로부터 벗어나야 할 것이다. 이렇듯 삼라만상에 대한 실존적 현상의 고유한 특징인 변화과정과 활동과정은 바로 우리들의 건강과 치유를 위해 반드시 알아야 할 우리들의 이야기인 것이며, 현상체질론을 정립하는 데에 있어서 필요하고도 충분한 요건이 되는 것이다.

종 또는 횡으로만 존재하고 활동하는 식물이나 동물의 경우에는 하나의 기운에 의해서 한 가지의 체질로 확정되어 조성되어졌다. 그러나 종과 횡으로 존재하며 활동할 수 있는 인간의 경우는 그 기운에 따라 크게는 양과 음 두 가지, 구체적으로는 양의 두 가지와 음의 두 가지 총 네 가지의 기운에 의해 네 가지의 체질로 조성되어 진다. 이러한 체질의 구분에 대한 인식이 중요한 이유는 같은 음식을 섭취하더라도 체질에 따라 그 작용이 서로 다르기 때문이다. 이는 법칙으로 존재하고 있는 자연의 조성 원리 때문인데, 이를 음양균형의 법칙 LENP 이라고 한다.

식품은 우리 몸에서 세 가지의 작용(영양작용, 약리작용, 식이작용)을 한다. 따라서 체질에 맞는 식품을 섭취해야하는 이유는 이러한 작용이 서로 순작용을 할 수 있도록 하기 위한 것이다. 이를 활성식(活性食 activated-nutrition nourishing)에 따른 자양작용(滋養作用 nourishing effect)이라고 한다. 그러나 단편적인 지식만으로는 해결할 수 없는 것 또한 활성식의 한계이다. 왜냐하면 치유의 효과를 경험하기 위해서는 기운에 따른 정확한 체질의 판단과 이를 통해 나타나는 명현현상과 이상현상에 대한 정확한 인지가 필요하기 때문이다.

따라서 이러한 일련의 문제점들에 대한 해결의 필요성에 따라 기존의 체질론에 대한 새로운 정립이 요구되어지게 되었는데, 이를 실제적으로 보여지고 있는 실천적인 방법에 의해 새롭게 개념화한 현상체질론 TCP 이라고 한다. 그리고 이러한 현상체질론에 따라 분류된 각 체질을 현상체질(CBP The constitution based on phenomenon)이라고 한다.

2. 관념체질론과 현상체질론

현상체질론(TCP The Theory of Constitution based on Phenomenon)은 새롭게 만들어진 체질의 구분 이론이 아니다. 다만 그동안 본질에 대해 관념적으로 설명되어지고 있었던 기존의 체질론(이를 관념체질론 TCC 이라고 함)을 실제적으로 보여지고 있는 실천적인 방법에 의해 새롭게 개념화한 것일 뿐이다.

1) 장부(臟腑)

이를 장부론 臟腑論 으로 설명해 보면, 기존의 관념체질론(TCC The Theory of Constitution based on Conception)에서는 오행에 따른 각 장기의 기운을 (1) 간장 肝臟 은 간의 신선함과 생동감이 초목의 신선함과 생동감에 견줄 수 있다하여 木의 기운으로 (2) 심장 心臟 은 끊임없는 운동으로 가장 많은 열을 내기 때문에 火의 기운으로 (3) 비장 脾臟 은 인체의 가운데에 존재하고 있다하여 土의 기운으로 (4) 폐장 肺臟 은 인체의 장부 중 가장 백색에 가깝기 때문에 金의 기운으로 (5) 그리고 신장 腎臟 은 인체에서 물의 활동이 가장 활발히 이루어 진다하여 水의 기운으로 설명하고 있다.

그러나 이를 실제 현상적인 면으로 살펴본다면 다음과 같을 것이다.

폐장	솟구치는 木의 기운을 가지고 있는 양의 큰 장기가 된다. 왜냐하면 폐를 통해 호흡이 위로 솟구치고, 이와 짝을 이루는 대장의 경우도 아래로 내려 솟구치기 때문이다.
비장	흩어지는 火의 기운을 가지고 있는 양의 작은 장기가 된다. 왜냐하면 모든 대사물질의 분비를 주관하고, 이와 짝을 이루는 위장의 경우도 열을 내며 소화 작용을 통해 온몸으로 소화물을 흩어 놓기 때문이다.
간장	모아뭉치는 金의 기운을 가지고 있는 음의 큰 장기가 된다. 왜냐하면 소화된 모든 영양분들을 모아뭉치게 하고, 이와 짝을 이루는 담도 간에서 생산되는 쓸개즙을 모아두는 기능을 수행하기 때문이다.
신장	끌어내리는 水의 기운을 가지고 있는 음의 작은 장기가 된다. 왜냐하면 인체 활동에서 나온 독소와 분비물들을 몸 밖으로 끌어내리고, 이와 짝을 이루는 방광의 경우도 이를 위한 저장의 기능을 수행하기 때문이다.
심장	전체를 관장하는 土의 기운을 가지고 있는 장기가 된다. 왜냐하면 하나의 장기에 솟구치고 흩어지는 기운을 가진 동맥의 기능과 모아뭉치고 끌어내리는 정맥의 기운을 모두 가지고 변화작용을 수행하기 때문이다. 그렇기 때문에 심장은 네 개의 부분으로 각 장기들을 주관하게 되는 것이다.

이렇게 현상체질론에 의할 때 각 장부에 대한 기운의 구분이 달라지게 된 것은 장부 본질에 대한 설명을 기존의 관념적인 것에서부터 벗어나 실제 현상적으로 파악하여하였기 때문이다. 다시 말해서 각 장부의 구조와 형태 그리고 기능과 역할을 면밀히 검토한 후 새로이 재설정되었기 때문인 것이다.

현상체질(現象體質)

2) 성정(性情)

기존의 관념체질론 TCC 에서는 성정에 대해 논함에 있어 삼위일체론 三位一體論 에 입각한 정 精 과 신 神 그리고 기 氣 로 설명하고 있다. 이는 음기운인 정 精 과 양기운인 기 氣 가 상호 대립하고 있을 때 신 神 에 의하여 조화의 균형을 이룬다는 것으로, 신 神 이 태극의 상태에서 음양이 서로대립하고 있을 때에 절대의 조화와 균형의 역할을 하게 된다는 것이다. 따라서 신 神 은 기 氣 를 다스리고, 기 氣 는 정 精 을 활동케 하며, 정 精 은 신 神 을 생성해 주게 되는 것이다.

그러나 본질에 대한 설명을 기존의 관념적인 것에서부터 벗어나 실제적으로 나타나고 있는 현상으로 표현하고 있는 현상체질론적인 면에서 성정을 살펴보면 다음과 같다. 즉, 성정은 신기혈정 神氣血精 의 과정을 통해 인체를 작용하고 활동하게 하는 음양의 기운으로, 각각의 개체를 조성하고 활동하게 하는 조화작용과 변화작용 그리고 변화활동과 보존활동으로 나타나게 되는 일련의 사상의 구성을 말한다.

신(神)	태양(太陽)	봄기운(TMS)	조화작용
기(氣)	소양(少陽)	여름기운(TSS)	변화작용
혈(血)	태음(太陰)	가을기운(TMF)	변화활동
정(精)	소음(少陰)	겨울기운(TOW)	보존활동

이러한 현상의 과정은 다음과 같다. 음식물을 섭취하여 지기 地氣 인 땅의 기를 모으고 호흡을 통해 천기 天氣 인 공간의 기를 모아 합하

여 완성된 에너지는 소음 부위인 정 精 의 자리로 내려가 압력이 생기게 된다. 그리고 그러한 압력에 대항하여 솟구치는 새로운 힘이 생기게 되는데, 이때 생긴 순수 에너지는 그 일부를 보존 활동과 번식 작용에 사용하고 나머지는 위로 솟구쳐 신 神 을 돕게 된다. 그리고 이렇게 생성된 신 神 은 기 氣 를 다스리고, 기 氣 는 혈 血 을 조절하며 혈 血 은 정 精 을 보 補 하고, 정 精 은 신 神 을 생성하게 한다.

이러한 현상체질론에 따른 신기혈정의 작용과 활동의 기운들을 특성에 따라 분류해보면 다음과 같다.

신(神) – 존재성(存在性)

뇌의 색깔은 백색으로 되어 있다. 이는 정 精 에서 흑색인 水의 기운이 압력을 받아 양기로 바뀌는 순간 백색의 순수액인 정액으로 화하게 된다. 그리고 이 정액의 백색 기운이 솟구쳐 뇌로 들어가 뇌의 성장과 활동을 돕게 된다. 따라서 통합조정실과도 같은 뇌는 개체 안에서의 절대적인 조화자로써 木, 火, 金, 水로 표현되는 신체의 모든 장부와 기능을 조절하고 통제함은 물론이고 생각하고 느끼게 하는 모든 의식 활동을 하게 된다.

기(氣) – 생동성(生動性)

무형의 에너지인 기운을 가지고 신체의 모든 힘줄을 관장하고 기맥을 통해 인체의 생동성을 유지시킨다. 또한 혈 血 에 대해 변화 작용을 하여 피의 활동성을 주관한다.

혈(血) - 항상성(恒常性)

기氣의 변화 작용에 따른 변화 활동을 하며 신체의 항상성을 유지시켜준다. 인체에서의 피나 장기 그리고 살(피부) 등이 이에 속하게 된다.

정(精) - 보존성(保存性)

혈의 변화 활동에 따른 보존 활동으로, 개체가 개체로서 보존될 수 있는 번식과 보존과정을 말한다. 음식물과 호흡을 통한 에너지가 소음 부위인 정精의 자리로 끌어내려 보존활동과 번식작용을 할 수 있도록 돕게 된다.

3. 현상체질의 구분

사상체질론에 의한 체질의 감별은 주관적이며 자의적인 측면의 요소를 다소 가지고 있다. 이는 의학적 체계로 완성된 사상체질론에 있어서 부족한 점이라고 할 수 있는데, 그 이유는 성품을 기준으로 한 이제마 선생의 체질에 대한 감별은 기질과 성격 그리고 인격 등으로 복합적으로 나타나게 되는 성품을 체질변증 體質辨證 에 적용하기엔 피아간에 매우 자의적일 수가 있기 때문이다.

따라서 기존의 사상체질론은, 이제 관념적으로 설명되어지고 있는 본질(本質 substance)에 대한 기존의 접근법에서 벗어나 실제적으로 보여지고 있는 현상(現象 phenomenon)에 따라 본질이 설명되어 질 수 있는 실천적인 방법에 의해 새롭게 개념화하여 완성되어져야 할 당위성을 가지고 있다고 할 수 있다. 왜냐하면 보여지고 있는 현상자체가 그것의 본질을 잘 설명해 주고 있기 때문이다. 이러한 현상적인 방법에 의한 사상체질론을 현상체질론 TCP 이라고 하였는데, 이는 본질에 대한 파악을 실제적으로 나타나고 있는 현상으로부터 시작하고자 하는 것에 기인하고 있기 때문이다.

이러한 현상체질론적 개념에 따르면, 체질의 판별에 있어서 실제 나타나고 있는 모양과 밀도에 의하게 되므로 그 정확성이 매우 높게 된다. 그리고 그 방법에 있어서도 실제적이며 또한 실천적이기 때문에 매우 객관적이게 된다.

체질의 구분 원리에 있어서, 나타나는 기운 氣運 을 현상적으로 설명하고 있는 현상체질론과 관념적으로 설명되고 있는 기존의 사상체질론과의 다른 점은 없다. 왜냐하면 현상체질론 또한 생성의 법칙에 의해 조성된 계절의 특징적인 기운을 근간으로 하고 있기 때문이다. 그도 그럴 것이 체질의 원리를 제대로 알기 위해서는 먼저 자연의 변화원리에 대한 이해가 요구되기 때문이다. 따라서 현상체질론 또한 각 계절별로 자신만의 적극적인 특성을 나타내 보이고 있는 대표적인 네 가지의 형상, 곧 양의 기운에 속하는 태양과 산 그리고 음의 기운에 속하는 달과 바다의 형상과 그 맥을 같이하게 되는 것이다.

이러한 네 가지 형상의 기운에 따른 각 체질별로의 특징을 살펴보면 다음과 같다.

봄의 산 형상(TMS, The Type of Mountain in Spring)

음기 속에 존재하고 있었던 양기가 처음으로 솟구쳐 오르는 기운의 형상으로, 방위로는 동쪽, 계절로는 봄의 형상으로 표현된다. 더욱이 봄의 계절에서의 산의 형상이란, 산이 물에서 들어난 땅의 기운을 간직하고 있는 곳으로 솟구치는 기운을 가지고 있는 곳이기 때문에, 각기 종류대로의 풀과 씨 맺는 채소와 씨가진 열매 맺는 나무를 솟구쳐 내어주는 곳의 형상으로서 그 맥을 같이 하고 있다.

여름의 태양 형상(TSS, The Type of Sun in Summer)

솟구쳐 오른 양기가 점점 왕성하여져서 주변으로 흩어지려하는 현상으로, 방위로는 남쪽, 계절로는 여름의 형상으로 표현된다. 더욱이 여름의 계절에서의 태양의 형상이란, 태양이 천하의 모든 기운을 융성하게 하고 확장시켜 주는 힘의 원천이 되는 곳으로 흩어지는 기운을 가지고 있는 곳이기 때문에, 양기를 최고로 발산해 흩어주는 곳의 형상으로 그 맥을 같이 하고 있다.

가을의 달 형상(TMF, The Type of Moon in Fall)

음양에 균형을 이루기 위해 강한 음기가 확장된 양기를 둘러싸 내부가 충실해지도록 제어되는 현상으로, 방위로는 서쪽, 계절로는 가을의 형상으로 표현된다. 더욱이 가을의 계절에서의 달의 형상이란, 달이 확장된 힘을 모아 충실한 결실로써 변화되도록 새로운 질서를 이루게 하는 힘의 근간이 되는 곳으로 끌어 모으는 기운을 가지고 있는 곳이기 때문에, 발산된 양기를 맹렬히 둘러싸 모아주는 곳의 형상으로 그 맥을 같이 하고 있다.

겨울의 바다 형상(TOW, The Type of Ocean in Winter)

양기를 둘러싼 음기가 점점 충실해지고 무거워져서 모든 것을 끌어내리는 현상으로, 방위로는 북쪽, 계절로는 겨울의 형상으로 표현 된다. 더욱이 겨울의 계절에서의 바다의 형상이란, 바다가 만물을 촉촉이 적시어 포용하고 아래로 감싸 안아 숨어들게 하는 곳으로 끌어내리는 기운을 가지고 있는 곳이기 때문에, 새로운 생명의 태동을 위해 기운을 저장해 두는 곳의 형상으로 그 맥을 같이 하고 있다.

이에 따라, 현상체질론에서는 네 가지의 기운에 대한 체질을 양체질인 봄체질(TMS)과 여름체질(TSS) 그리고 음체질인 가을체질(TMF)과 겨울체질(TOW)로 나누었다.

1) 장부(臟腑)의 구분

현상체질론 TCP 에 의할 때, 봄체질(TMS)은 폐장과 대장이 실한 반면 간장과 담(쓸개)이 취약하다. 그리고 여름체질(TSS)은 비장(이자 혹은 지라)과 위장은 실한 반면 신장과 방광이 취약하며, 가을체질

(TMF)은 간장과 담이 실한 반면 폐장과 대장이 취약하며, 겨울체질 (TOW)은 신장과 방광이 실한 반면 비장과 위장이 취약하다.

이러한 체질과 장부와의 관계를 장부의 허실정도로 나타내보면 다음과 같다.

체질	장부의 허실	
	실(實)	허(虛)
TMS	폐장과 대장	간장과 담
TSS	비장과 위장	신장과 방광
TMF	간장과 담	폐장과 대장
TOW	신장과 방광	비장과 위장

2) 감각기관의 구분

현상체질론 TCP 에 의할 때, 장부는 감각기관과 연결되어 있다. 봄기운(TMS)의 폐장은 귀의 기능을 주관하고 가을기운(TMF)의 간장은 코를 주관한다. 그리고 여름기운(TSS)의 비장은 눈을 주관하고 겨울기운(TOW)의 입은 신장이 주관한다.

따라서 이러한 체질과 감각기관과의 관계를 각 감각기관의 허실정도로 나타내보면 다음과 같다.

체질	감각기관의 허실	
	실(實)	허(虛)
TMS	귀	코
TSS	눈	입
TMF	코	귀
TOW	입	눈

따라서 여름체질이 입 주위가 터지거나 종기가 났다면 신장이 취약해 진 것이며 눈 주위에 다크써클이 생겼다면 위에 열이 차있기 때문인데, 이는 신장으로는 에너지가 가지 않고 위비로 에너지가 너무 몰린 신체의 불균형 때문이다.

이를 한의학적 개념으로는 '수승화강 水昇火降 이 순조롭지 않았다.'라고 한다. 화기가 머무는 곳은 비위이고 수기가 머무는 곳은 신장이므로 화기는 하복부로 내려가고 수기는 가슴 쪽으로 올라와 끝임 없이 에너지가 순환되어야 하는데, 이러한 순환이 순조롭지 않아 화기는 비위에 수기는 신장에 머물러 있게 되면 가슴 위 부분은 마르게 되고 하복부는 늘 차게 되는 것이다.

반신욕

건강과 치유의 여덟 가지 구성 요소[2] 중에 하나인 운동은 땀을 흘릴 정도면 충분하다. 이러한 육체적인 활동 효과와 견줄 수 있는 방법 중에 하나가 목욕법이다. 그러나 이러한 목욕법에도 체질에 따라 구분되어 지는데, 여름체질(TSS)에게 있어서는 온몸을 열기로 데워 땀을 흘리게 하는 것은 오히려 해가 된다. 왜냐하면 현상체질론에 의할 때, 여름체질은 위비가 실하여 상체 쪽으로 팽창하고 흩어지려고 기운이 강하기 때문에 외부적인 조건까지 더해지게 되면 수승화강의 법칙에 반하여 기운이 항진될 수밖에 없기 때문이다.

따라서 팽창하는 기운은 넘치고 상대적으로 응축시키는 기운이 부족한 여름체질의 경우에 있어서는, 반신욕(半身浴 half bath)을 통해 따뜻한 물로 배꼽 밑 하복부를 덥게 해 신진대사를 활성화하도록 하는 것이 좋다.

이러한 방법은 수승화강(水昇火降)의 원리에서 찾아볼 수 있다. 동의보감에서는 이를 두한족열(頭寒足熱)이라고 하여 '머리는 시원하게 하여 병이 나는 법이 없고(頭無冷痛 두무냉통) 배와 발은 따뜻하게 하여 병나는 경우 없다(足無熱痛 족무열통).'라고 말한다. 또한 서양의학의 아버지 히포크라테스도 '가장 좋은 건강의 비결은 발은 따뜻하게 머리는 차갑게 하는 것이다.'라고 한다.

---

2) 현상치유를 실행함에 있어서 바탕이 되고 있는 건강과 치유에 대한 여덟 가지의 구성요소(Component of healing)로, 식품 Nutrition, 운동 Exercise, 물 Water, 햇빛 Sunlight, 절제 Temperance, 공기 Air, 휴식 Rest, 신뢰하는 마음 Trust 등을 말한다.

수년 전 어느 회사의 임직원들 사이에 반신욕이 유행한 적이 있었다. 이는 회사 사장이 반신욕을 즐겨하고 이로 건강을 유지하고 있다는 소문이 돌았기 때문이다. 여름체질은 스트레스가 과하여 신체의 균형이 깨지면 열이 가슴과 얼굴로 화기가 솟구치게 된다. 심하게는 눈이 충혈되고 얼굴이 화기로 붉게 된다. 이때 반신욕을 하게 되면 신장과 방광과 대장 등 하복부와 하체부위가 따뜻해지면서 기혈이 돌고 신진대사가 활발해지게 된다. 그리고 상체부위와 머리통에 몰려있던 화기가 가라앉으면서 기분이 상쾌해진다.

따라서 여름체질이었던 사장님의 경우 반신욕은 훌륭한 건강법 중에 하나였던 것이었다. 이렇듯 반신욕은 가슴 위 상체가 늘 열이 나고 하복부가 차가운 여름체질(TSS)에게 있어서는 매우 효과적인 목욕법이다. 또한 체험에 의하면, 숙취 후 다음 날 아침 반신욕을 하게 되면 아주 빠른 속도로 숙취가 해소된다.

참고로, 반신욕을 끝낸 후 상쾌하고 시원함을 만끽하기 위해 통상 곧바로 밖으로 외출하는 경향이 있는데, 이는 반신욕의 효과를 반감시키는 행동으로 조심해야 한다. 특히 겨울철에 반신욕을 한 후 밖으로 나오게 되면 처음엔 춥지 않지만 시간이 지나면 한기가 몸에 침투해 냉증을 악화시킬 수 있다. 따라서 반신욕을 끝낸 후에는 따뜻한 방에서 큰 목욕타월로 몸을 감싸주거나 내복이나 양말 등을 신어주는 것이 최상의 방법이 된다.

4. 현상체질의 실효성

현상체질론 TCP 은 그동안 본질에 대해 관념적으로 설명되어지고 있었던 기존의 체질론을 실제적으로 보여지고 있는 실천적인 방법에 의해 새롭게 개념화한 체질론이다.

기존의 관념체질론 TCC 에서는 오행에 따른 각 장기의 기운을 간장은 木의 기운으로, 심장은 火의 기운으로, 비장은 土의 기운, 폐장은 金의 기운으로, 신장은 水의 기운으로 설명하고 있는데 반해, 현상체질론에서는 실제 현상적인 면에서 관찰하여 폐장을 木의 기운으로, 비장을 火의 기운으로, 간장을 金의 기운으로, 신장을 水의 기운으로, 심장을 土의 기운으로 설명되고 있다. 이는 본질에 대한 설명을 기존의 관념적인 것에서부터 벗어나 실제 현상적으로 파악하여하고 있기 때문이다.

이러한 현상적인 분류와 더불어, 현상체질론은 현상본초의 실제적인 적용을 통해 기존의 체질론에 비해 보다 발전된 형태의 실효성을 보이고 있는데, 그 이유는 다음과 같다.

첫째로, 동양의학의 전통에 굳건히 뿌리를 두고 있으면서 차원 높은 방향으로 한 단계 발전시킨 이론이기 때문이다. 현상체질론은 중의학 한의학의 역사적 유산을 충실히 계승하고 있으면서 인체의 메커니즘에 대한 음양오행론에 따른 해석에서 기존 해석에 비해 훨씬 본질적이고 심화 된 해석을 내리고 있으며, 특히 사상체질과 장부론 그리고 본초학은 독보적이고 핵심적인 독창성을 보이고 있다. 이는 기존의 관념적 오행론과 현상오행론에 대한 깊이 있는 관찰과 사색을 거듭한 후에 나온 결과물이다.

둘째로, 광범위한 토대를 형성하고 있는 본초학은 넓은 지역에서 서식하는 동식물을 포괄하고 있으며 단일 종이라 할지라도 지역적이고 기후적인 토양의 차이에 따른 음양의 승부 작용을 탁월하게 정리 분류하고 있기 때문이다. 이는 본초학에서의 유래가 없을 정도인데, 그 이유는 단순히 본초학에 머무르는 것이 아니라 생태학에서 어떻게 적용이 되고 있는 지를 보여주고 있기 때문이다.

셋째로, 서양의학적 성과와 동양의학적 성과 혹은 각 지역의 향토의학적 성과를 모두 포괄하며 각각의 의의를 적극적으로 해석하고 있기 때문이다. 따라서 특정 경험이나 처방 혹은 방법을 일반화하는 데서 오는 오류와는 거리가 멀다. 오히려 각각의 경험 처방이 갖고 있는 나름대로의 의학적 지위를 명확히 함으로써 각 방식의 유용성의 정도를 가늠 할 수 있게 한다.

넷째로, 서양의학적 성과를 적극적으로 해석하고 있기 때문이다. 서양의학이 발전시켜온 생리학, 해부학, 약리학, 그리고 의화학 등 제반 분야를 결코 무시하거나 도외시하지 않으며 각각의 이론적 지위를 적극적으로 원용 援用 해 주고 있기 때문이다. 오히려 서양의학이 전문화됨으로써 나타나는 인체의 부분적이고 일면적인 해석의 한계를 극복하고 인체구조에 통일적인 설명을 부여하고 있다.

다섯째로, 각종 병증에 대하여 증세나 현상이 나타나게 된 근본적인 원인과 그 메커니즘을 설명함으로써 근본적인 치유의 원리를 제시하고 있기 때문이다. 현대의학은 한의학까지 포함하여 병의 증상에 대해서는 자세히 설명하고 있지만 원인에 대한 설명은 미흡하기 그지없다. 또한 치유에 대해서도 우연적이거나 경험적이며 일면적인 설명에 그치고 있기 때문에 근본적이고 완전한 치유에 이르지 못하고 있다. 이러한 제한성을 뛰어넘어 증세 및 치유에 대한 근원적이고 통일적인 해석을 가함으로써 일관되고 예측 가능한 치료방법을 제시하고 있다.

여섯째로, 건강과 병 그리고 음식과의 관계를 설명함으로써 음식이야말로 최고의 약이라는 일반적인 명제가 어떻게 현실생활에서 실현될 수 있는지를 잘 설명하고 있기 때문이다. 이로써 인간이 어떻게 약에 의존하지 않고 늘 먹는 음식으로 질병을 치유하고 건강한 몸을 가꿀 수 있는지를 제시하고 있다. 이는 약을 통해 얻을 수 있는 증세의 완화나 지연 등의 제한성을 극복하게 한다. 또한 음식을 통해 인체자체의 면역력을 고양시킴으로써 능동적이고 적극적인 의미에서 건강한 몸을 가꿀 수 있도록 안내한다.

일곱째로, 문턱이 높은 의학이론을 언제나 어디서나 활용할 수 있는 모든 사람의 생활의학으로 바꿔놓았기 때문입니다. 이에 따라 의학은 이제 전문가의 영역이 아니라 누구나 자신의 몸을 지킬 수 있는 강력한 무기가 되었다. 많은 사람이 한글을 통해 손쉽게 지식과 정보에 다가갈 수 있었듯이, 이를 통하여 자신의 몸을 병마로부터 지키고 건강하게 가꾸는 길을 제시해 주고 있다.

이렇듯 현상체질론 TCP 은 만물과 인체와의 상관관계를 명확히 설명하고 있고, 또한 이루어지는 현상에 대한 설명이 정확하기 때문에 실제적으로 그 성취도에 있어서 완벽에 가까울 만큼 대단한 성공률을 보이고 있다. 만일 처치의 대상자가 체질에 맞는 음식을 충실히 지켰을 경우 거의 예외없이 건강이 호전되고, (만성 암 정도의) 중증 환자가 아닌 한 대부분의 질병이 빠른 시간 안에 치유가 이루어진다. 가령 오래된 안질, 오십견, 치질, 디스크, 복부팽만, 무릎아픔, 비염, 위염 등 보통 사람들이 달고 사는 일상적인 불편함 정도는 현상체질론에 따른 활성식(活性食 activated-nutrition nourishing) 후 약 3~4주내에 현저히 정상화시킬 정도로, 건강의 회복성에 있어서 그 처치율이 유래가 없을 정도로 높은 성가를 보이고 있는 현상적이고도 실천적인 자연치유법이다.

제2편

현상본초

現象本草 The pharmaceutics based on phenomenon

체질은 선천적으로 타고나는 장부의 특성으로 결정되는 것이기 때문에 일생동안 변하지 않는다. 따라서 자신의 체질을 안다는 것은 매우 중요한 일이 되는데, 이는 자신의 체질에 맞는 올바른 식생활을 통해 건강한 삶은 물론이고 병증에 대한 치유 또한 가능하게 하는 건강과 치유의 전제조건이 되기 때문이다.

이에 따라 만물과 인체와의 상관관계를 명확히 설명하고 있는 현상체질론 TCP 은 모든 본초에 대한 현상구분에 있어서도 명쾌하기 때문에, 주변에서 쉽게 얻을 수 있는 식품을 통해 보다 완성된 본초학 本草學 을 구성할 수 있게 된다. 이렇듯 현상체질론에 근거하여 분류되어진 모든 지기 地氣 의 본초를 현상본초(現象本草 The pharmaceutics based on phenomenon)라고 한다.

따라서, 현상치유 HBP 에 있어서 처치의 수단이 되는 현상본초 PBP 에 따른 모든 체질별 처치는 실제적으로 그 성취도에 있어서 완벽에 가까울 만큼 대단한 성공률을 보이게 된다. 이는 활성식이시스템(ANS activated-nutrition nourishing system)을 통해 이루어지게 되는데, 체질별로 적절한 식품의 조성을 통해 면역성을 높이고 항상성을 유지시킬 수 있도록 한 맞춤형 건강관리시스템을 통해 비로소 자연치유력이 증강될 수 있게 되는 것이다.

제1장
현상본초의 중요성

본초 本草 란 생명체에 대한 양생 養生 과 치료 治療 그리고 예방 豫防 에 있어서 제공되고 있는 일련의 천연적인 약성을 말한다. 그러하기에 본초는 의학과의 불가분의 관계성을 가지게 되는데, 특히 현상체질론에 따른 현상본초(PBP The pharmaceutics based on phenomenon)는 현상치유(HBP The healing based on phenomenon)에 있어서 처치의 근간을 이루고 있다.

이는 종과 횡으로 존재하며 활동할 수 있는 인간의 경우 네 가지의 기운에 의해 네 가지의 체질로 조성되어 진 것에 비해, 식물이나 동물의 경우에는 종 또는 횡으로만 존재하고 활동하는 하나의 기운에 의해서 한 가지의 체질로 확정되어 조성되어 있기 때문이다. 왜냐하면 한 가지의 기운으로 나타나게 되는 현상본초는 기운의 부조화로 나타나게 되는 인체의 병증에 있어서 더할 나위 없는 치유의 수단과 방법이 되기 때문이다.

1. 본초학

동양의학에서는 의식동원 醫食同源 이라고 하여 약 못지않게 음식의 중요성을 강조하고 있다. 그리고 서양의학에서는 '음식으로 못 고치는 병은 약으로도 못 고친다.'라고 하여 음식이 곧 약과 같다고 하였다.

의식동원이라는 말의 뜻은 '먹는 음식과 약은 그 근원이 같다.'라는 의미이다. 이와 유사한 표현으로 영미사회에서는 'You are what you ate.'라는 말이 있는데, 이는 섭취되는 것으로 당신의 몸이 결정된다는 의미이다. 그도 그럴 것이 화학적 조성을 통해 약으로 제조하기 전 모든 약제는 자연물에서 추출되기 때문이다. 훼스탈과 같은 소화제는 돼지의 췌장에서 추출되고 인사돌 같은 진통제는 옥수수 씨눈에서 추출되며, 소염제는 아욱의 씨에서 추출되고 아스피린은 버드나무에서 추출된다. 그리고 몇 년 전 품귀현상까지 보였던 신종플루 치료제인 타미플루도 알고 보면 붓순나무에서 추출되었다. 따라서 체질에 따라 염증을 해소하는데 쓰이는 소염제 대신에 아욱국을 먹게 되거나 잇몸질환에 옥수수를 섭취하게 되면, 몸의 염증을 현저히 가라앉게 하거나 잇몸의 건강을 유지할 수 있게 한다.

이렇듯 몸의 균형이 깨졌을 때 약보다는 해당성분이 들어있는 자연물을 먹게 되면 자신에게 있어서는 더없이 좋은 약제가 되는 것이다. 그러나 어쩔 수 없이 제조된 약을 먹게 되는 이유는 첫째로는 자신의 체질과 이에 따른 본초를 모르기 때문이고, 둘째로는 알고 있다하더라도 일반적으로 균질성과 보관성 그리고 운반 및 복용의 편의성 때문일 것이다.

아무튼 이러한 이유 때문에 일부 의사들은 고지혈이 있는 사람들에게 피를 맑게 하는 작용이 있다하여 아스피린의 복용을 권유하기도 한다. 그리고 어떤 사람들은 이를 만병통치약처럼 복용하라고 이야기 하기도 한다. 이는 아마 오랜 기간 동안 여러 사람들에게 복용되면서 검증되었고 그에 대한 안정성을 인정받았기 때문일 것이다. 물론 아스피린의 원료가 되는 버드나무 속껍질을 가공하지 않은 채 먹기에는 어려운 점이 많다. 따라서 식품으로 섭취하기보다는 이렇게 불가피하게 약으로 가공하여 먹어야 하는 경우도 적지는 않을 것이다.

그러나 이렇게 약리적인 검증이 완료된 아스피린이라 하더라도 누구한테나 다 좋은 것일까? 한방에서 아스피린은 찬기운의 약으로 분류한다. 그렇기 때문에 열이 많은 사람들에게 있어서 열을 내리게 하는 데에는 그 약성이 우수하게 나타나게 된다. 하지만 몸이 서늘하거나(가을체질 TMF) 찬(겨울체질 TOW) 사람들에게는 오히려 부작용을 일으키거나 효험이 없게 될 수도 있다. 즉 항상성이나 면역성이 많이 떨어진 TMF나 TOW에게 있어서 아스피린의 복용은 오히려 해로울 수도 있다는 것이다.

이는 아무리 좋은 약이라 하더라도 모든 사람에게 적합한 약은 없다는 것을 의미한다. 다시 말해서 아스피린의 경우 양인(TMS/TSS)이 많은 한국에서는 좋은 명약이 되겠지만, 음인(TMF/TOW)이 많은 일본에서는 달리 적용되어야 한다는 것이다. 이와 더불어 아무리 좋은 약일지라도 약은 산성제조과정을 통해 생산되고 또한 추출하는 과정에서 알콜 성분을 포함할 수밖에 없기 때문에 약의 복용에는 많은 유의를 하여야 한다. 따라서 약은 어쩔 수 없을 때에 일시적으로 문제를 완화시키는 정도로만 복용하도록 하고, 근본적인 치료는 인체의 자연치유의 기능(항상성과 면역성)을 향상시킴으로써 해결하는 것이 최선일 것이다.

동양의학의 경전인 황제내경에서는 '병을 치료하거나 건강하게 하는 데에는 곡식이 제일이다.'라고 하여 생명력 사계절의 정기를 모아 결실되고 싹을 틔울 수 있는 힘 이 내재되어 있는 오곡의 기미로 많은 병을 고칠 수 있다고 하였다. 이에 대해, 한의학에서는 氣厚味薄者藥 기후미박자약 (맛보다 기운을 중시하면 약이요) 味厚氣薄者食 미후기박자식 (기운보다 맛을 중시하면 식품이다) 이라 하여 기운의 특성에 따라 약과 음식을 구분하고 있다. 이렇듯 본초로서의 식품의 섭생을 통해, 인체의 면역성을 향상시키고 항상성을 유지하는 것이 건강과 치유를 위한 최선이 될 것이다.

2. 현상본초

사상체질론이 체질에 대한 감별과 본초에 대한 문제에 있어서 보다 자유롭지 못한 것은, 본질에 대한 접근법에 있어서 다소 주관적이며 자의적일 수 있는 요소를 포함하고 있기 때문이다. 특히 본초의 문제에 있어서, 우주에서 생성되고 존재하고 있는 삼라만상은 서로의 기운에 의해 상생과 상극의 작용을 하도록 조성되었고 인체 또한 이를 통해 영향을 받을 수밖에 없는 것이기에, 독성은 약한 반면에 강력한 기운을 가지고 있는 검증된 먹거리에 대한 부족한 기운의 설명은 아쉬운 부분이 된다.

따라서 기존의 사상체질론은 이제 주관적인 요소를 통해 설명되어지는 본질(本質 substance)에서 벗어나 실제적으로 보여지는 현상(現象 phenomenon)에 따라 본질이 설명되는 실천적인 방법에 의해 새롭게 개념화되고 완성되어져야 할 것이다. 왜냐하면 보여지고 있는 현상자체가 그것의 본질을 잘 설명해 주고 있는 것이기 때문이다. 이러한 방법에 의한 사상체질론으로 분류된 본초를 현상본초라고 하는데, 이는 본질에 대한 파악이 실제적으로 나타나고 있는 현상으로부터 비롯하였기 때문이다.

이러한 현상체질론적 개념에 따르면, 다음과 같이 각 기운별로 구분된 체질과 본초(먹거리)의 균형관계에 따라 병증의 치유가 가능하게 된다. 따라서 처방되는 식품의 선택이 실제 나타나있는 모양과 밀도에 의하게 되므로 처치의 정확성이 높으며, 그 방법에 있어서도 실제적이고 실천적이기 때문에 적용에 있어서의 객관성도 매우 크게 된다.

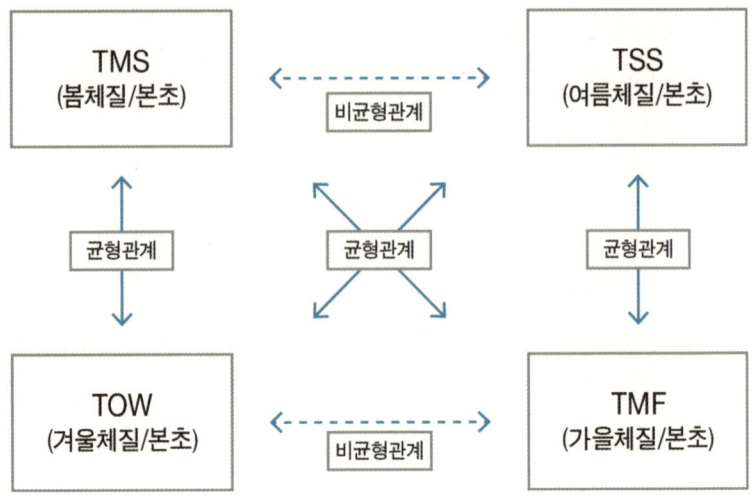

〈각 체질 및 본초별 균형관계도〉

　이는 모든 먹거리에는 영양작용과 약리작용과 식이작용을 하고 있기 때문인데, 더욱 의미가 있는 것은 병증의 호전현상은 물론 예방의 효과를 같이 볼 수가 있다는 것이다. 물론 병이란 음식에 의해서만 발생되는 것은 아니다. 따라서 치유에 있어서 우리가 먼저 생각해야 할 것은 〈현상치유편〉에서 설명될 치유의 구성요소가 될 것이다. 그러나 몸의 균형이 깨지게 되는 것은 음식이 원인이 되는 경우가 많은 부분을 차지하고 있기 때문에, 우선적으로 음식에 의존하면서 다른 방법들을 병행하게 될 때 치유의 효과는 보다 신속하고 원천적이게 된다.

이질교류의 법칙과 동질교착의 법칙

우주에 존재하고 있는 모든 물질들은 음양의 균형에 따라 음양이 서로 균형을 이루게 될 때 비로소 존재할 수 있게 된다. 이를 음양균형의 법칙(**LENP** The Law of Equilibrium of Negative-Positive Energy)이라고 한다. 그리고 음양균형에 있어서 음양의 기운이 서로 균형을 이루어 활성화되게 되는 경우를 이질교류(異質交流)라 하고 이와는 반대로 기운이 균형을 이루지 못하고 항진되게 되는 경우를 동질교착(同質交錯)이라고 하는데, 다음과 같이 일정한 법칙으로 설명되어 진다.

이질교류의 법칙(異質交流法則)

이질교류의 법칙(**IHP** The Interchange of Heterogeneous Energy Principle)이란 기운이 다른 것끼리 서로 끌리고 교합되게 된다는 법칙으로, 섭취하게 되는 식품이 자신의 체질과 불균형관계를 이루게 되면 구성된 물질들이 서로 교류되어져 상호조절작용이 매우 원활하게 활성화된다는 이론이다. 특히 여기서 활성화가 된다는 것은 항상성과 면역성에 관한 시스템이 제대로 작용하게 된다는 의미로, 자신의 체질에 맞게 되는 물질들이 서로 조화를 이루어 체내에서 순작용을 이루게 한다는 뜻이다.

동질교착의 법칙(同質交錯法則)

동질교착의 법칙(**AHP** The Adhesion of Homogeneous Energy Principle)이란 기운이 같은 것끼리는 서로 끌리고 합쳐지게 된다는 법칙으로, 섭취하게 되는 식품이 자신의 체질과 균형관계를 이루어 맞지 않게 되면 구성된 물질들이 서로 침착되어져 상호조절작용에 문제가 생기게 된다는 이론이다. 여기서 침착된다는 것은 항상성과 면역성에 관한 시스템이 원활히 작동하지 않게 된다는 의미로, 자신의 체질에 맞지 않는 물질들이 서로 부조화를 이루어 체내에서 역작용을 이루게 한다는 뜻이다.

예를 들어, 여름체질(TSS)의 경우 양과식품(TMS/TSS)의 편식에 의해 몸이 편향되어져 체내에 여름기운이 넘치게 되면 그러한 여름기운은 계속 여름기운을 불러들여 섭취된 구성물들이 서로 교착하게 된다는 것이다. 이에 따라 여름기운을 가지고 있는 식품에 더욱 끌리게 되고 몸은 당연히 점점 더 편향되어지게 되는 것이다. 이러한 법칙의 발현은 특히 동물의 경우 잘 나타나는데, 예를 들어 봄기운의 사슴은 봄기운과 먹이를 유달리 좋아하고 여름기운의 개는 여름과 먹이를 좋아하게 된다. 그러다보니 봄기운의 동물들은 더욱 봄기운의 특성을 나타내게 되고 여름기운의 동물들은 더욱 여름기운의 특성을 나타내게 되는 것이다. 아이러니하게도 이 덕분에 우리들은 쉽게 그들의 체질적 특성을 알아볼 수는 있게 되겠지만, 불행히도 그들의 수명은 길지 못하고 편향된 기운에 의해 연수가 조금 지나게 되면 많은 면역질환을 겪게 되는 것이다.

따라서 이러한 동질교착의 법칙은 음양의 불균형에 따른 것으로, 사람의 경우 또한 체질적 특성에 따라 어느 한쪽으로 기운이 분명히 나타나는 사람보다는 나름대로의 균형이 잘 잡혀있는 사람이 대체로 건강하고 면역질환에 강하게 되는 것이다.

제2장

동물의 현상본초

현상체질론 TCP 에 의할 때, 동물의 현상본초는 다음과 같은 각 기운별 약리작용의 기준에 따라 구분된다.

봄기운(TMS)	솟구쳐 오르려하는 봄에 대한 고유의 기운으로, 폐장과 대장의 기능을 향상시켜 항상성과 면역력을 키워준다.
여름기운(TSS)	팽창하고 흩어지려는 여름에 대한 고유의 기운으로, 비장과 위장의 기능을 향상시켜 항상성과 면역력을 키워준다.
가을기운(TMF)	안으로 모아 뭉치려는 가을에 대한 고유의 기운으로, 간장과 담의 기능을 향상시켜 항상성과 면역력을 키워준다.
겨울기운(TOW)	끌어내리고 응축시키려는 겨울에 대한 고유의 기운으로, 신장과 방광의 기능을 향상시켜 항상성과 면역력을 키워준다.

이에 따라 각 체질 및 본초별 현상본초의 작용과 균형관계를 살펴보면 다음과 같다.

체질	동물의 현상본초			
	TMS	TSS	TMF	TOW
TMS	매우 해로움 (비균형)	해로움 (비균형)	매우 이로움 (균형)	이로움 (균형)
TSS	해로움 (비균형)	매우 해로움 (비균형)	이로움 (균형)	매우 이로움 (균형)
TMF	매우 이로움 (균형)	이로움 (균형)	매우 해로움 (비균형)	해로움 (비균형)
TOW	이로움 (균형)	매우 이로움 (균형)	해로움 (비균형)	매우 해로움 (비균형)

따라서 양체질(TMS/TSS)과 비균형적 관계를 이루고 있는 양과 동물의 현상본초(TMS/TSS)는 해로운 식품이 되며, 균형적 관계를 이루고 있는 음과 동물의 현상본초(TMF/TOW)는 이로운 식품이 된다. 그리고 음체질(TMF/TOW)과 비균형적 관계를 이루고 있는 음과 동물의 현상본초(TMF/TOW)는 해로운 식품이 되며, 균형적 관계를 이루고 있는 양과 동물의 현상본초(TMS/TSS)는 이로운 식품이 된다.

체질(고유기운)에 대한 분류의 원칙

　현상체질론에 의한 사람과 동식물에 대한 체질의 분류 곧 기운의 분류는 일반적으로 연상법(聯想法 association method)에 의한다. 이는, 어떤 사물을 보거나 듣거나 생각할 때 그와 관련이 있는 것까지 이어서 생각하는 것을 말한다. 따라서 연상법에 의한 체질의 분류란, 어떤 객체가 되던 간에 각 개체의 구조와 형태 그리고 밀도를 기반으로 하여 고유의 기운이나 기능을 유추해내어 해석하는 것을 말한다.

　사실상 알고 보면 각각의 개체들이 가지고 있는 고유의 기운이나 기능이란 것도 결국은 그 구조와 형태 그리고 밀도에 따라 그대로 나타나게 된다. 따라서 연상법에 의해 체질의 분류가 이루어진다는 것은, 실제적으로 보여지는 현상에 따라 본질을 설명하는 현상체질론에 있어서 실천적인 방법이 된다.

　따라서 이러한 연상법에 의한 체질의 분류는 다음과 같은 사항을 기준으로 하여 이루어지게 된다.

- 색과 맛
- 뜨거움과 차가움
- 종과 횡의 운동법칙
- 극음과 극양의 특성
- 뿌리와 치아의 형태
- 두상과 체형

- 구조와 형태
- 밀도의 차이
- 넝쿨의 형태와 기능
- 감각기관의 발달정도
- 가시의 형태와 용도
- 숙주의 유무

예를 들어, 연상의 방법 중에서 종과 횡의 운동법칙을 통해 음양을 나누어 보면 종(縱)의 운동은 음이 되고 횡(橫)의 운동은 양이 된다. 따라서 상하운동 즉 종적인 운동을 하고 있는 누에나 자벌레 등의 경우는 음기가 강한 생물로 차가운 기운의 특성을 지니게 된다. 그러나 이와는 반대로 횡적인 이동활동을 하고 있는 뱀이나 미꾸라지의 경우는 내부 양기가 왕성한 생물로 그 성질이 매우 뜨겁다.

또 다른 예로서 뿔과 치아의 형태에 따른 연상법을 보면, 양기운의 경우에 있어서는 그대로 위로 솟으려는 특성에 따라 뿔이나 털이 솟구쳐 자라게 되고 상대적으로 잇몸과 치아는 부실하거나 계속 자라지 못하게 된다. 그러나 음기운의 경우에 있어서는 음의 성질 그대로 뿔이 위로 솟구쳐 자라지 못하거나 상대적으로 아래부위인 잇몸과 치아가 튼튼하거나 또는 길게 자라게 된다.

따라서 양의 기운을 가지고 있는 사슴이나 기린 등은 솟구치는 기운으로 인해 뿌리가 솟구쳐 곧게 자라게 되며, 말의 경우에는 목이 실하고 목뒤 쪽에 갈퀴가 솟아 자라나게 된다. 그리고 같은 양기운 중에서도 봄기운의 솟구치는 기운이 덜한 여름기운의 소나 양 등의 경우에는 뿔은 있으나 솟구치는 기운보다 흩어지려는 기운이 강해 뿔이 위로 곧게 솟구쳐 자라나지는 못하고 옆으로 자라나게 된다. 그러나 이러한 양기운을 가지고 있는 동물들과는 달리 음의 기운을 가지고 있는 코끼리나 산돼지의 경우에 있어서는 상대적으로 아래부위가 되는 치아가 충실하게 된다. 특히 음의 기운이 왕성한 겨울기운의 쥐나 다람쥐 등의 경우에 있어서는 치아를 계속 닳게 해야 할 정도로 계속 자라나게 된다.

이렇듯 연상법에 의한 체질(고유기운)의 분류 원칙은 해당 객체에 대한 기운의 분류에 있어서 그 기준이 되고 있는 것이다. 그리고 나아가서 이러한 분류에 따라 각 기운별로 명확하게 구분되고 있는 각 객체에 대한 현상체질과 본초(먹거리)는 각각의 균형관계(균형관계 또는 비균형관계)에 따라 병증의 치유를 가능하게 한다. 다시 말해서 현상치유를 통해 처방되는 식품의 선택이 실제 나타나있는 모양과 밀도에 의하게 되므로 처치의 정확성이 매우 높으며, 그 방법에 있어서도 실제적이고 실천적이기 때문에 연상법에 의한 체질(고유기운)의 분류 원칙은 현상체질의 적용에 있어서의 매우 객관적인 것이다.

1. 봄기운(TMS) 동물의 약리작용

치솟는 고유의 기운을 가지고 있는 TMS 동물들은 안으로 모아뭉치려하는 TMF와의 균형적 대칭관계를 이루고 있다. 따라서 TMF에게 있어서 다음과 같은 약리작용이 나타나게 되는 매우 이로운 식품이 된다.

(1) 폐장과 대장의 기능을 향상시켜 항상성과 면역력을 키워준다.
(2) 진해, 거담작용을 하여 담과 가래를 삭히고 해수, 천식, 기관지염에 효과를 보인다.
(3) 몸 안에 한습을 없애주고 기혈활동을 도와준다.

구조와 형태 그리고 밀도에 따라 TMS에 해당하는 기운을 가진 각 객체들의 특징은 다음과 같다.

육상동물	가슴과 몸체에 비해 다리와 목이 길다. 목뒤에 갈퀴가 있다. 정수리가 솟아 있거나 균형 잡힌 좌우대칭의 뿔을 가지고 있다.
해상동물	상대적으로 길쭉한 형태를 보이며 위로 솟구치려는 특성을 가지고 있다. 머리부위에 에너지가 몰려있다. 지느러미가 억세다.

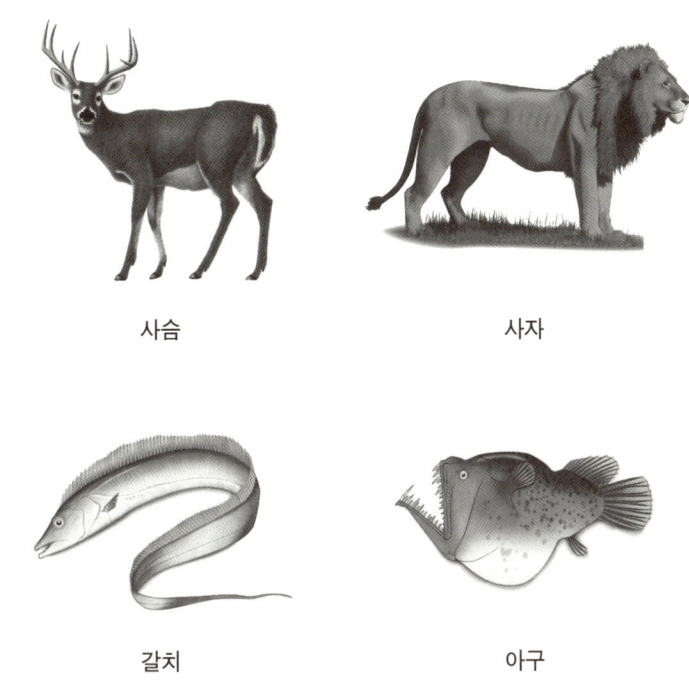

사슴　　　　　　　　사자

갈치　　　　　　　　아구

현상본초의 기준에 따라 분류된 TMS 동물들은 다음과 같다.

육상동물	말, 사슴, 기린, 사자
해상동물	갈치, 날치, 쏘가리, 아구, 대구, 메기, 우럭, 상어, 꽁치, 멸치, 송어, 숭어, 조기

현상본초(現象本草)

2. 여름기운(TSS) 동물의 약리작용

팽창하고 흩어지는 고유의 기운을 가지고 있는 TSS 동물들은 끌어내리고 응축시키려하는 TOW와의 균형적 대칭관계를 이루고 있다. 따라서 TOW에게 있어서 다음과 같은 약리작용이 나타나게 되는 매우 이로운 식품이 된다.

(1) 비장과 위장의 기능을 향상시켜 항상성과 면역력을 키워준다.
(2) 상복부의 한기를 몰아내 소화력을 도와준다.
(3) 몸 안에 한기를 없애주고 기혈활동을 도우며 몸을 따뜻하게 해준다.

구조와 형태 그리고 밀도에 따라 TSS에 해당하는 기운을 가진 각 객체들의 특징은 다음과 같다.

육상동물	가슴과 앞다리가 튼실하다. 눈으로 에너지가 몰려 있다. 뿔을 가지고 있는 경우 게 솟지 못하고 균형을 이루지 못한다.
해상동물	활동성이 많은 특성을 가지고 있다.

★ 공중을 날 수 있도록 날개가 있는 모든 조류들은 TSS의 기운을 가지고 있는 동물들이다.

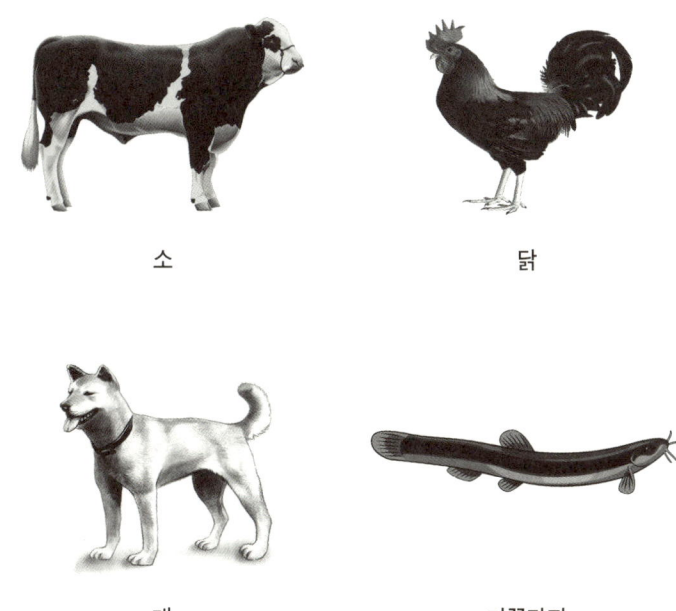

소　　　　　　　　　　닭

개　　　　　　　　　미꾸라지

현상본초의 기준에 따라 분류된 TSS 동물들은 다음과 같다.

육상동물	소, 닭, 양, 염소, 노루, 뱀, 개
해상동물	미꾸라지, 장어, 웅어

여름체질(TSS)의 적, 닭요리

어느 통신회사의 발표에 따르면, 지난해 스마트폰 이용자들이 가장 많이 검색하였던 전화번호는 '치킨집'이라고 한다. 그만큼 닭이라는 식품이 한국인들이 많이 찾는 간식거리가 되었다는 이야기이다. 그리고 이러한 간식거리와 함께 주식으로는 당연히 쌀이 될 것이다. 50~60년전만 하더라도 닭과 쌀은 그리 흔한 식품이 아니었다. 그러나 품종의 개량과 대량생산방법의 개발 그리고 운송수단의 발달 등으로 인해 이제 닭과 쌀은 가장 대중적인 식품이 되어버렸다.

쌀밥에 쇠고깃국이 부의 상징이었던 그리 멀지 않았던 지난 세월을 반추해보면서, 이제 건강을 위해서 대부분의 한국인들은 쌀 대신에 보리와 찹쌀을 닭과 쇠고깃국 대신에 순댓국이나 미역국을 보다 즐겨야 될 것으로 보인다. 왜냐하면 한국인의 경우 양체질이 전체 체질의 80% 이상을 차지하고 있고 양체질 중에서도 여름체질(TSS)이 보다 많은 비중을 차지하고 있는 상황에 비추어 볼 때, 한국인이 주로 식용하고 있는 닭이나 쌀이나 쇠고기 등은 이러한 여름체질과 비균형관계를 가지고 있는 여름기운을 가지고 있는 대표적인 식품이 되기 때문이다.

현상체질론 TCP에 따르면, 여름체질이란 팽창하고 흩어지는 기운은 넘치고 상대적으로 끌어내리고 응축시키는 기운은 부족한 체질을 말한다. 따라서 여름체질에 속하는 분들이 비균형관계를 가지고 있는 여름기운의 식품들을 많이 섭취하게 되면 양성의 장기들을 더욱 항진(亢進)시켜 많은 실증(實症)의 병증들을 유발하게 되는 동시에, 상대적으로 음성의 장기들에 대해서는 허증(虛症)의 병증을 가져오게 한다.

　닭을 자세히 관찰해 보면, 가슴과 날개(사지 중에 앞다리에 속함)쪽으로 신체내부의 에너지가 몰려있음을 알 수 있다. 이는 여름체질의 특징으로서, 소의 경우에는 어깨판과 앞다리로 닭과 같은 조류의 경우에는 가슴과 날개로 기운이 몰려 상체가 튼실하게 발달되어있다. 또한 뼈는 속이 비어 형태만 갖추고 있으며, 방광과 신장의 기능은 약하다 못해 퇴화가 되어 대소변의 구분이 없게 된다.

　그뿐만이 아니다. 몸에는 여름기운인 유황성분이 가득해 비행을 위해 뼈를 보다 가볍게 하고 활동에너지를 높여주고 있는데, 이는 이들이 유황성분을 섭취해서가 아니라 몸에서 유황성분을 합성해 내기 때문이다. 따라서 자신의 체질이 여름체질이라면, 닭요리는 한번 다시 생각해 보아야 할 식품이 되는 것이다.

　점점 늘어나고 있는 면역성 질환들 그리고 이러한 질환들의 발현이 더욱 더 그 속도를 빨리하고 있는 작금의 상황을 바라보면서, '음식과 약은 같은 것이다.'라는 옛 선조들의 말씀과 '음식으로 고치지 못하는 병은 약으로도 고칠 수 없다.'라고 했던 히포크라테스의 주장은 그 시사하는 바가 크다 할 수 있겠다.

3. 가을기운(TMF) 동물의 약리작용

안으로 모아뭉치는 고유의 기운을 가지고 있는 TMF 동물들은 솟구쳐 오르려하는 TMS와의 균형적 대칭관계를 이루고 있다. 따라서 TMS에게 있어서 다음과 같은 약리작용이 나타나게 되는 매우 이로운 식품이 된다.

(1) 간장과 담의 기능을 향상시켜 항상성과 면역력을 키워준다.
(2) 안으로 모으는 작용을 하여 뼈를 튼튼하게 하고 골수를 채워준다.
(3) 기력을 보하며 비뇨 생식기능을 향상시켜준다.
(4) 치솟는 기운을 억제하여 역류성 질환을 낮게 한다.

구조와 형태 그리고 밀도에 따라 TMF에 해당하는 기운을 가진 각 객체들의 특징은 다음과 같다.

육상동물	배와 허리 부위가 튼실하다. 코로 에너지가 몰려 있다. 머리통이 둥글고 정수리가 솟지 못한다.
해상동물	배통 부위가 튼실하다. 지느러미가 부드럽다.

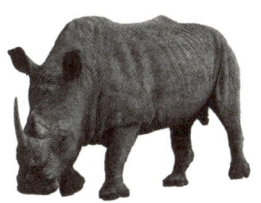 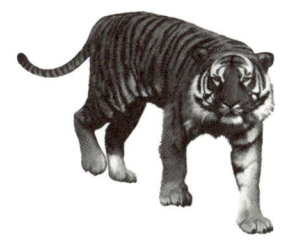

코뿔소   호랑이

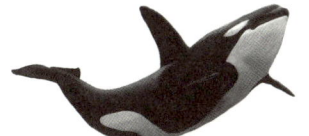 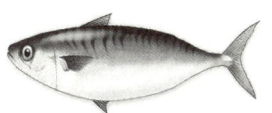

고래   고등어

현상본초의 기준에 따라 분류된 TMF 동물들은 다음과 같다.

육상동물	곰, 호랑이, 코끼리, 개구리, 코뿔소
해상동물	고래, 붕어, 잉어, 고등어, 참치, 복어, 방어, 연어

4. 겨울기운(TOW) 동물의 약리작용

　끌어내리고 응축시키는 고유의 기운을 가지고 있는 TOW 동물들은 팽창하고 흩어지려하는 TSS와의 균형적 대칭관계를 이루고 있다. 따라서 TSS에게 있어서 다음과 같은 약리작용이 나타나게 되는 매우 이로운 식품이 된다.

(1) 신장과 방광의 기능을 향상시켜 항상성과 면역력을 키워준다.
(2) 상복부의 열증을 없애 위장, 비장, 췌장의 질환을 낫게 한다.
(3) 강력한 항염·항균작용으로 각종 균의 발육을 억제하고 염증을 치료한다.
(4) 붙잡아 내려 응축시키는 기운으로 비뇨생식 기능을 좋게 한다.

　구조와 형태 그리고 밀도에 따라 TOW에 해당하는 기운을 가진 각 객체들의 특징은 다음과 같다.

육상동물	하복부나 뒷다리 부위가 튼실하다. 입과 턱으로 에너지가 몰려있다.
해상동물	몸체가 납작하거나 빨판을 가지고 있다. 야간에 주로 활동한다. 보존기능이 뛰어나다.

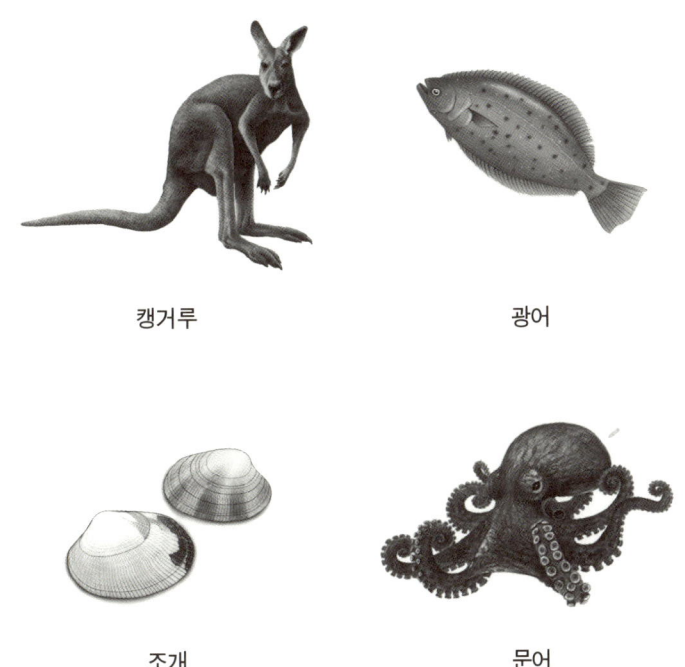

캥거루		광어
조개		문어

현상본초의 기준에 따라 분류된 TOW 동물들은 다음과 같다.

육상동물	돼지, 낙타, 캥거루, 토끼, 도마뱀, 청개구리, 지네, 다람쥐, 고슴도치
해상동물	광어, 가오리, 성게, 해삼, 멍게, 밴댕이, 오징어, 전어, 소라, 정어리, 문어, 패류, 각갑류

제3장

식물의 현상본초

현상체질론 TCP 에 의할 때, 식물의 현상본초는 다음과 같은 각 기운별 약리작용의 기준에 따라 구분된다.

봄기운(TMS)	솟구쳐 오르려하는 봄에 대한 고유의 기운으로, 폐장과 대장의 기능을 향상시켜 항상성과 면역력을 키워준다.
여름기운(TSS)	팽창하고 흩어지려는 여름에 대한 고유의 기운으로, 비장과 위장의 기능을 향상시켜 항상성과 면역력을 키워준다.
가을기운(TMF)	안으로 모아 뭉치려는 가을에 대한 고유의 기운으로, 간장과 담의 기능을 향상시켜 항상성과 면역력을 키워준다.
겨울기운(TOW)	끌어내리고 응축시키려는 겨울에 대한 고유의 기운으로, 신장과 방광의 기능을 향상시켜 항상성과 면역력을 키워준다.

이에 따라 각 체질 및 본초별 현상본초의 작용과 균형관계를 살펴보면 다음과 같다.

체질	식물의 현상본초			
	TMS	TSS	TMF	TOW
TMS	매우 해로움 (비균형)	해로움 (비균형)	매우 이로움 (균형)	이로움 (균형)
TSS	해로움 (비균형)	매우 해로움 (비균형)	이로움 (균형)	매우 이로움 (균형)
TMF	매우 이로움 (균형)	이로움 (균형)	매우 해로움 (비균형)	해로움 (비균형)
TOW	이로움 (균형)	매우 이로움 (균형)	해로움 (비균형)	매우 해로움 (비균형)

따라서 양체질(TMS/TSS)과 비균형적 관계를 이루고 있는 양과 식물의 현상본초(TMS/TSS)는 해로운 식품이 되며, 균형적 관계를 이루고 있는 음과 식물의 현상본초(TMF/TOW)는 이로운 식품이 된다. 그리고 음체질(TMF/TOW)과 비균형적 관계를 이루고 있는 음과 식물의 현상본초(TMF/TOW)는 해로운 식품이 되며, 균형적 관계를 이루고 있는 양과 식물의 현상본초(TMS/TSS)는 이로운 식품이 된다.

약리작용의 우선순위

먹이사슬의 구조로만 본다면 고등동물이라고 할 수 있는 인간을 정점으로 하여 육식동물, 초식동물, 식물, 미생물 순이 된다. 그러나 이들의 상황과 환경에 대한 적응력은 그 반대가 된다. 그 이유는 단순성과 변화성의 정도에 기인하고 있는데, 이에 따라 약리작용의 다양성은 미생물 → 식물 → 초식동물 → 육식동물 순으로 타나나게 된다.

그러면 이들을 섭취하게 되는 인간의 입장에서 볼 때 인체에 미치게 되는 이들의 약리작용은 어떠할까? 인간의 입장에서 이들을 섭취했을 때의 약리작용은 약리작용의 다양성의 순서와는 정반대로 나타나게 된다. 왜냐하면 지상의 생명체 중에서 가장 음양의 균형을 갖추고 있는 인체에게 있어서 약리작용이란 음양균형의 어긋난 정도에 기인하고 있기 때문이다.

따라서 어긋난 정도가 제일 큰 육식동물이 인체에 있어서는 가장 큰 약리작용을 하게 된다. 그리고 그 다음으로는 초식동물, 식물, 미생물 순이 된다. 다시 말해서 섭취를 통해 인체에 소화흡수가 될 경우 육류가 가장 강력하게 몸 안에서 자신의 고유기운을 발휘하게 된다는 것이다. 이는 이를 통해 즉시 몸을 좋게 하기도하고 나쁘게 하기도 한다는 의미로써, 이러한 약리작용의 우선순위는 활성식을 함에 있어서 최우선적으로 고려되어야하는 요소가 된다. 다만 암과 같이 균류에 의해 발생되는 병증의 경우에는 버섯이 강력한 약리작용을 하게 되는데, 이는 버섯에 강력한 균류의 기운을 가지고 있기 때문이다.

1. 봄기운(TMS) 식물의 약리작용

치솟는 고유의 기운을 가지고 있는 TMS 식물들은 안으로 모아뭉치려하는 TMF와의 균형적 대칭관계를 이루고 있다. 따라서 TMF에게 있어서 다음과 같은 약리작용이 나타나게 되는 매우 이로운 식품이 된다.

(1) 폐장과 대장의 기능을 향상시켜 항상성과 면역력을 키워준다.
(2) 진해, 거담작용을 하여 담과 가래를 삭히고 해수, 천식, 기관지염에 효과를 보인다.
(3) 몸 안에 한습을 없애주고 기혈활동을 도와준다.

구조와 형태 그리고 밀도에 따라 TMS에 해당하는 기운을 가진 각 객체들의 특징은 다음과 같다.

(1) 가지의 각도가 가파르며 열매내부에 수분을 많이 내포하고 있다.
(2) 줄기 꼭대기에 이삭을 달며, 낱알이 단단하다.
(3) 열매의 표면은 거칠고, 뿌리가 덩어리 형태일 경우 그 모양은 길쭉하다.
(4) 생장속도가 빠르며 향이 강하다.

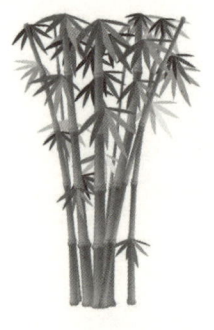
대나무

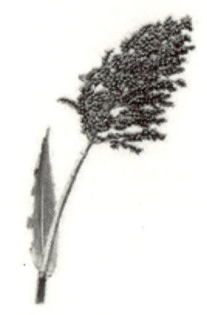
수수

현상본초의 기준에 따라 분류된 TMS 식물들은 다음과 같다.

대나무, 은행나무, 배나무, 사과나무, 참나무, 고추, 파, 해바라기, 부추, 수박, 칡, 인진쑥, 쌀, 수수, 김, 파래

2. 여름기운(TSS) 식물의 약리작용

팽창하고 흩어지는 고유의 기운을 가지고 있는 TSS 식물들은 끌어내리고 응축시키려하는 TOW와의 균형적 대칭관계를 이루고 있다. 따라서 TOW에게 있어서 다음과 같은 약리작용이 나타나게 되는 매우 이로운 식품이 된다.

(1) 비장과 위장의 기능을 향상시켜 항상성과 면역력을 키워준다.
(2) 상복부의 한기를 몰아내 소화력을 도와준다.
(3) 몸 안에 한기를 없애주고 기혈활동을 도우며 몸을 따뜻하게 해준다.

구조와 형태 그리고 밀도에 따라 TSS에 해당하는 기운을 가진 각 객체들의 특징은 다음과 같다.

(1) 반음과 반양의 환경에서 생장이 빠르다.
(2) 줄기 옆구리에 이삭을 달며, 열매의 경우 껍데기부분의 겉살이 차다.
(3) 덩굴이 지주대에 의지하지 않고도 옆으로 강하게 뻗쳐 자라며, 뿌리는 둥근 덩이의 모양을 하고 있다.
(4) 강한 변화작용에 의해 맛의 특성이 강하게 나타난다.

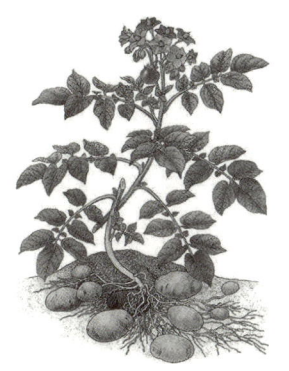 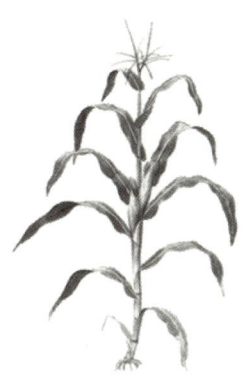

감자 　　　　　　　　　　옥수수

현상본초의 기준에 따라 분류된 TSS 식물들은 다음과 같다.

> 대추나무, 계피나무, 헛개나무, 감초, 감자, 호박, 생강, 강황, 마늘, 양파, 시금치, 인삼, 옥수수, 들깨, 대추, 마토, 참외, 다시마

3. 가을기운(TMF) 식물의 약리작용

안으로 모아뭉치는 고유의 기운을 가지고 있는 TMF 식물들은 솟구쳐 오르려하는 TMS와의 균형적 대칭관계를 이루고 있다. 따라서 TMS 에게 있어서 다음과 같은 약리작용이 나타나게 되는 매우 이로운 식품이 된다.

(1) 간장과 담의 기능을 향상시켜 항상성과 면역력을 키워준다.
(2) 안으로 모아뭉치는 작용을 하여 뼈를 튼튼하게 하고 골수를 채워준다.
(3) 기력을 보하며 비뇨 생식기능을 향상시켜준다.
(4) 치솟는 기운을 억제하여 역류성 질환을 낫게 한다.

구조와 형태 그리고 밀도에 따라 TMF에 해당하는 기운을 가진 각 객체들의 특징은 다음과 같다.

(1) 가지의 각도가 완만하며 잘 휘어진다.

(2) 열매 속은 부드럽고 외형은 둥글거나 뭉쳐져 있다.
(3) 덩굴이 있는 경우 지주대 없이는 생장이 어렵다.
(4) 잎은 매우 실하나 상대적으로 뿌리는 부실하다.

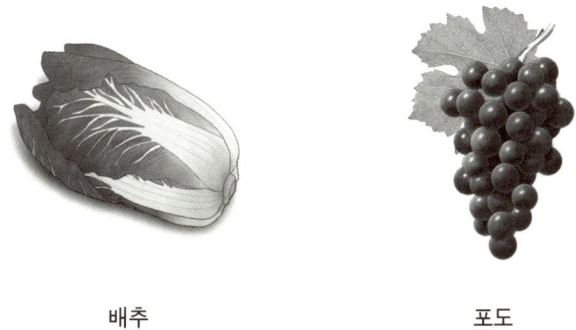

배추   포도

현상본초의 기준에 따라 분류된 TMF 식물들은 다음과 같다.

> 배추, 가지, 수세미, 근대, 찹쌀, 밀, 팥, 포도, 다래, 매실, 잣, 복숭아

4. 겨울기운(TMF) 식물의 약리작용

끌어내리고 응축시키는 고유의 기운을 가지고 있는 TOW 식물들은 팽창하고 흩어지려하는 TSS와의 균형적 대칭관계를 이루고 있다. 따라서 TSS에게 있어서 다음과 같은 약리작용이 나타나게 되는 매우 이

로운 식품이 된다.

(1) 신장과 방광의 기능을 향상시켜 항상성과 면역력을 키워준다.
(2) 상복부의 열증을 없애 위장, 비장, 췌장의 질환을 낫게 한다.
(3) 강력한 항염·항균작용으로 각종 균의 발육을 억제하고 염증을 치료한다.
(4) 붙잡아 내려 응축시키는 기운으로 비뇨생식 기능을 좋게 한다.

구조와 형태 그리고 밀도에 따라 TOW에 해당하는 기운을 가진 각 객체들의 특징은 다음과 같다.

(1) 가지에 잔가시를 달고 있으며 열매에 털을 가지고 있다.
    이삭의 경우 긴 침을 달고 있다.
(2) 잎과 줄기가 두텁고 보습성이 뛰어나다.
(3) 열매 속살의 밀도가 촘촘하고 미끄러우며 부드럽다.
(4) 뿌리가 길며 번식력이 매우 강해 꺾꽂이 등 간단한 방법으로도 재배가 가능하다.

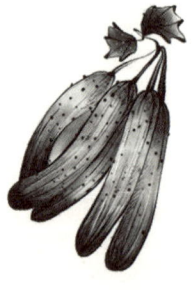

오이

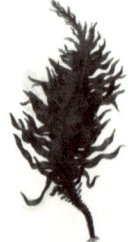

미역

현상본초의 기준에 따라 분류된 TOW 식물들은 다음과 같다.

> 버드나무, 올리브나무, 뽕나무, 선인장, 우엉, 석류, 장미, 오이, 산수유, 상추, 미나리, 냉이, 고사리, 보리, 메밀, 조, 녹두, 톳, 결명자, 함초, 매생이

이로운 식품과 해로운 식품

모든 식품은 인체에 유입되게 되면 크든 적든 간에 다음과 같은 영양작용과 약리작용 그리고 식이작용을 하게 된다. 이를 식품이 가지고 있는 기운(에너지)이라고 하며 섭취하게 되는 식품의 이러한 작용들에 의해 인체는 생존을 하게 된다.

영양작용	소화기관을 통한 식품의 각종 영양소의 흡수를 통해 인체는 생존에 필요한 필요 물질들을 공급받게 된다.
약리작용	각종 영양소와 더불어 흡수되게 되는 여러 가지의 약리작용에 관여되는 물질들을 통해 인체의 각 기관은 기능성을 부여받게 된다.
식이작용	소화기관을 통해 흡수된 각종 영양소와 약리작용에 관여되는 물질들이 생리와 대사기능을 주관하는 각종 기관에 의한 주화성수용체(선택적으로 흡수하는 것)적인 역할을 통해, 인체는 양과 그로 인한 작용성에 차별적인 영향을 받게 된다.

그러나 문제는 이러한 식품의 작용들이 항상 순작용만을 하는 것은 아니라는 사실이다. 왜냐하면 섭취되는 모든 식품에는 각기 고유의 기운을 가지고 있기 때문이다.

예를 들어, 여름체질(TSS)의 경우 여름기운(TSS)을 가지고 있는 소고기를 섭취했을 경우, 인체는 소화기관을 통해 각종 영양소와 약리작용에 관여되는 물질들이 흡수되게 된다. 그리고 이렇게 소화된 물질들은 각 기관에 산재해 있는 체세포들을 통해 선택적인 흡수를 하게 된다. 그러나 이 경우에는 주체가 되는 기운을 통해 섭취된 식품의 기운이 전혀 반대의 작용을 하게 되기 때문에, 일시적인 영양작용으로 인체의 생존에 도움은 되겠지만 약리작용과 식이작용에 있어서는 오히려 해를 가져오게 되어 결국에는 질환을 일으키는 원인자를 제공하게 된다.

이를 식품의 역작용이라고 하는데, 이는 식품의 세 가지 작용이 유기적으로 활용되지 못함으로써 인체의 균형을 깨뜨리며 몸의 항상성과 면역력의 저하를 가져오게 되는 작용을 말한다. 따라서 결국은 적정량 이상의 영양소에 대해서 스스로 배출케 되는 항상성의 기능을 수행하지 못하게 된다. 그리고 렙틴, 그렐린, 코리시스토키닌 등 식욕조절 물질의 생성에 관여하는 호르몬에도 영향을 미치게 된다.

이는, 섭취되는 식품이 섭취하는 주체인 각 체질의 기운과 맞지 않을 경우, 섭취되는 식품이 역작용을 일으켜 결국은 모든 질환의 원인을 제공하게 된다는 것이다. 이러한 체질과 식품과의 관계를 구분하여 설명해 놓은 것이 현상본초(PBP)이다. 따라서 봄체질(TMS)의 경우 가을기운(TMF)을 가지고 있는 식품은 매우 이로우며 겨울기운(TOW)을 가지고 있는 식품은 이롭다. 그러나 여름기운(TSS)을 가지고 있는 식품의 경우에는 해로우며 봄기운(TMS)을 가지고 있는 식품의 경우에는 매우 해롭게 된다.

그러면 활성식을 수행함에 있어서 지표가 되는 '이로운 식품'과 '매우 이로운 식품' 그리고 '해로운 식품'과 '매우 해로운 식품'의 의미는 무엇일까?

이를 현상본초에 따라 정의해 보면 다음과 같다.

이로운 식품	영양학적으로는 도움이 되지만 식품이 가지고 있는 고유의 기운이 100%활용되지는 못하는 식품을 말한다.
매우 이로운 식품	식품이 가지고 있는 고유의 기운이 자신의 몸에서 100% 활용되는 식품을 말한다.
해로운 식품	식품이 가지고 있는 고유의 기운이 자신의 몸과 맞지 않아 결국은 몸에 해를 끼치게 되는 식품을 말한다.
매우 해로운 식품	식품이 가지고 있는 고유의 기운이 자신의 몸과는 정반대여서 오히려 몸에 큰 해독을 끼치게 되는 식품으로, 식품이 가지고 있는 고유의 기운이 결국에는 질환을 일으키는 원인자를 제공하게 되는 식품을 말한다.

참고로, 식품을 섭취함에 있어서 4가지로 분류되는 각 식품의 작용에 대한 결론적인 의미를 살펴보면 다음과 같다.

첫째로는, '건강하신 분들'의 경우에 있어서 식품의 섭취는 해로운 식품과 매우 해로운 식품을 섭취하지 않는 것에 그 의미를 두어야 할 것이다. 왜냐하면 '건강하신 분들'이라면 해로운 식품을 섭취하지 않음으로도 건강을 해칠 수 있는 원인을 만들지 않기 때문이다.

둘째로는, '건강에 문제를 가지고 계신 분들'의 경우에 있어서 식품의 섭취는 이로운 식품과 매우 이로운 식품만을 섭취하는 것에 그 의미를 두어야 할 것이다. 왜냐하면 '건강에 문제를 가지고 계신 분들'이라면 이로운 식품의 섭취만으로도 건강을 회복할 수 있는 기운을 얻을 수 있기 때문이다.

셋째로는, 활성식(activated-nutrition nourishing)을 함에 있어서 항상 염두에 두고 있어야 할 사항으로, 아무리 이로운 기운을 가지고 있는 식품이라 할지라도 오염이 되어있지 않아야 할 것이다. 왜냐하면 ANN이란 섭취되는 식품이 해당식품을 섭취하는 각 체질의 기운과 순작용을 하게 하도록 도움을 주게 되는 것인데, 오염물질(중금속, 약품, 방사선, 세균이나 바이러스 등)에 노출이 된 식품은 본래의 기운을 상실한 상태일 경우가 대부분이기 때문이다. 따라서 이로운 기운을 가지고 있는 식품일지라도 다른 첨가물로 가공되었거나 채취원이 분명치 아니한 경우라면 피하는 것이 바람직하다.

제4장

광물의 현상본초

현상체질론 TCP 에 의할 때 광물의 현상본초는 다음과 같은 각 기운별 약리작용의 기준에 따라 구분된다.

봄기운(TMS)	솟구쳐 오르려하는 봄에 대한 고유의 기운으로, 폐장과 대장의 기능을 향상시켜 항상성과 면역력을 키워준다.
여름기운(TSS)	팽창하고 흩어지려는 여름에 대한 고유의 기운으로, 비장과 위장의 기능을 향상시켜 항상성과 면역력을 키워준다.
가을기운(TMF)	안으로 모아 뭉치려는 가을에 대한 고유의 기운으로, 간장과 담의 기능을 향상시켜 항상성과 면역력을 키워준다.
겨울기운(TOW)	끌어내리고 응축시키려는 겨울에 대한 고유의 기운으로, 신장과 방광의 기능을 향상시켜 항상성과 면역력을 키워준다.

이에 따라 각 체질 및 본초별 현상본초의 작용과 균형관계를 살펴보면 다음과 같다.

체질	식물의 현상본초			
	TMS	TSS	TMF	TOW
TMS	매우 해로움 (비균형)	해로움 (비균형)	매우 이로움 (균형)	이로움 (균형)
TSS	해로움 (비균형)	매우 해로움 (비균형)	이로움 (균형)	매우 이로움 (균형)
TMF	매우 이로움 (균형)	이로움 (균형)	매우 해로움 (비균형)	해로움 (비균형)
TOW	이로움 (균형)	매우 이로움 (균형)	해로움 (비균형)	매우 해로움 (비균형)

따라서 양체질(TMS/TSS)과 비균형적 관계를 이루고 있는 양과 광물의 현상본초(TMS/TSS)는 해로운 식품이 되며, 균형적 관계를 이루고 있는 음과 광물의 현상본초(TMF/TOW)는 이로운 식품이 된다. 그리고 음체질(TMF/TOW)과 비균형적 관계를 이루고 있는 음과 광물의 현상본초(TMF/TOW)는 해로운 식품이 되며, 균형적 관계를 이루고 있는 양과 광물의 현상본초(TMS/TSS)는 이로운 식품이 된다.

1. 봄기운(TMS) 광물의 약리작용

치솟는 고유의 기운을 가지고 있는 TMS과 광물은 안으로 모아뭉치려하는 TMF와의 균형적 대칭관계를 이루고 있다. 따라서 TMF에게 있어서 다음과 같은 약리작용이 나타나게 되는 매우 이로운 식품이 된다.

(1) 폐장과 대장의 기능을 향상시켜 항상성과 면역력을 키워준다.
(2) 산소 촉매제의 역할로 세포에 활기를 불어 넣어 한습을 없애 주고 기혈활동을 도와준다.

2. 여름기운(TSS) 광물의 약리작용

팽창하고 흩어지는 고유의 기운을 가지고 있는 TSS과 광물은 끌어내리고 응축시키려하는 TOW와의 균형적 대칭관계를 이루고 있다. 따라서 TOW에게 있어서 다음과 같은 약리작용이 나타나게 되는 매우 이로운 식품이 된다.

(1) 비장과 위장의 기능을 향상시켜 항상성과 면역력을 키워준다.
(2) 기혈활동을 도우며 몸을 따뜻하게 해 몸 안에 한기로 인해 발생되는 병증치유의 효과를 준다.

3. 가을기운(TMF) 광물의 약리작용

안으로 모아뭉치는 고유의 기운을 가지고 있는 TMF과 광물은 솟구쳐 오르려하는 TMS와의 균형적 대칭관계를 이루고 있다. 따라서 TMS에게 있어서 다음과 같은 약리작용이 나타나게 되는 매우 이로운 식품이 된다.

(1) 간장과 담의 기능을 향상시켜 항상성과 면역력을 키워준다.
(2) 치솟는 기운을 억제하여 역류성 질환을 예방하고 치유의 효과를 나타낸다.

4. 겨울기운(TMF) 광물의 약리작용

끌어내리고 응축시키는 고유의 기운을 가지고 있는 TOW과 광물은 팽창하고 흩어지려하는 TSS와의 균형적 대칭관계를 이루고 있다. 따라서 TSS에게 있어서 다음과 같은 약리작용이 나타나게 되는 매우 이로운 식품이 된다.

(1) 신장과 방광의 기능을 향상시켜 항상성과 면역력을 키워준다.
(2) 하기, 항균작용이 있어 변비나 항염과 항균에 효과를 보인다.
(3) 넘치는 열기를 식혀 각종 열증에 효과를 나타낸다.

이러한 각각의 약리작용에 따라, 현상본초의 기준에 따른 각 기운별 광물을 분류해보면 다음과 같다.

TMS	맥반석, 게르마늄, 대리석
TSS	유황, 황토, 옥, 금, 화산석
TMF	백반, 화강암
TOW	석고(石膏), 수은, 은, 오석

제 3 편

현상치유

| 現象治癒 The healing based on phenomenon

현상체질론은 만물과 인체와의 상관관계를 명확히 설명하고 있기 때문에, 이에 따른 모든 처치 또한 현상에 대한 설명의 정확성만큼이나 대단한 성공률을 보이고 있다. 이러한 현상체질론에 근거한 처치를 현상치유(現象治癒 The healing based on phenomenon)라고 하며, 이는 현상체질 CBP 과 현상본초 PBP 를 근간으로 한다.

현상치유 HBP 는 개인별로 다양하게 나타나는 병증의 종류와 원인 그리고 섭생습관에 따라 맞춤으로 제공되는 활성식이시스템 ANS 을 통해 이루어지게 된다. 그 과정은 우선 정확한 체질의 판별로부터 시작된다. 〈현상체질편〉에서 살펴보았듯이 체질의 판단은 각 체질별로 나타나게 되는 특징으로 판별된다. 섭생상황과 생활습관 그리고 양자공명자기장분석기(QRMA)3)를 통해 구분되어진 예정체질(EC estimated constitution)은 현상적으로 나타나고 있는 상하체의 균형성, 감각기관의 발달정도, 각 장부의 허실 등으로 확정된다.

그리고 이렇게 확정된 체질(CC confirmed constitution)에 따라 그에 적확한 체질식을 처방하게 되는데, 각인의 병증의 정도에 따라 특별히 조성되는 식품인 활성즙(活性汁 activated mixture)4)이나 활성탕(活性湯 activated soup)5)으로 처치하기도 한다.

---

3) 양자공명자기장분석기(Quantum Resonate Magnetic Analyzer)란 양자에너지장(Quantum Energy Field)을 이용한 진단기로서, 에너지의학 분야와 심성의학 분야를 합친 양자의학(量子醫學)을 통해 개발된 에너지 측정기기이다.
4) 활성즙이란 인체 내에서 생성되는 효소의 발현을 촉진시키고, 강력한 순작용을 할 수 있도록 해주는 식물성 혼합물을 말한다. 기존의 녹즙과는 달리 체질별 ANS을 통해 항염, 항산화 작용 등 의도된 효과를 구현할 수 있게 조성된다.
5) 활성탕은 파워겐(powerful collagen)이라고도 하는데, 뼈 속의 조혈세포 생성과 조골 및 용골작용을 활성화시켜주는 동물성 농축액을 말한다. 또한 적확한 체질에 따라 구분된 식재에 의해 구성되기 때문에 면역성이 최대한 활성화되게 된다.

제1장

건강의 의미

　동무(東武) 이제마 선생은 개별적인 부분보다는 먼저 공통적으로 갖고 있는 부분의 건강을 중요시했다. 왜냐하면 공통적인 부분이 건전해져야 개인과 가족 그리고 사회 및 국가가 건전해지고, 이는 결국 개별적인 부분의 건강을 유지하는 데에 도움이 되기 때문이다. 따라서 선생은 공통적인 부분이 건강한 상태에 있지 못하다면 아무리 체질에 따른 좋은 건강법을 시행한다 하더라도 본질적인 건강은 얻지 못할 것이라고 주장하였다.

　이러한 건강론에 근거하여, 이제마 선생은 무병장수의 요건으로 다음과 같은 네 가지의 '해야 할 것'(what we must do)이 중요하다고 강조했다.

　첫째, 교만하거나 사치하지 말고 간소하고 검약하게 살아야한다.
　둘째, 나태하게 살지 말고 근면하고 부지런하게 살아야한다.

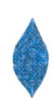

셋째, 성격이 모나고 급하게 살지 말고 스스로를 반성하며 살아야 한다.

넷째, 쓸데없이 탐욕을 부리지 말고 다른 사람의 의견을 많이 들어가며 살아야한다.

그리고 이에 더하여, 선생은 위의 네 가지 요건 모두를 충족시키지 못하고 있는 사람들에게 다음과 같은 네 가지의 '하지 말아야 할 것'(what we must not do)을 행동지침으로 삼으라고 하였다. 그렇게 한다면 그런대로 무병장수를 누릴 수 있을 것이라고 하였다.

첫째, 색을 멀리하여야한다.
둘째, 술을 조심하여야한다.
셋째, 재물을 너무 탐하지 말아야한다.
넷째, 권세를 부리지 않도록 하여야한다.

이러한 이제마 선생께서 주장하였던 건강에 대한 원리와 실천방법은 WHO(세계보건기구)에서 정의하고 있는 다음의 '건강에 대한 정의'(the definition of health)에서도 같은 의견을 보이고 있다.

"건강이란 질병이나 손상이 없을 뿐만 아니라 신체적 정신적 사회적으로 완전히 안녕한 상태를 말한다."

Health is "a state of complete physical, mental, and social well-being and not merely the absence of disease or infirmity". - At the time of the creation of the World Health Organization (WHO), in 1948.

"건강이란 신체적 능력과 사회적·인적 자원을 강조하는 하나의 적극적인 개념으로서 생활의 목표이기보다는 일상생활에 있어서의 자원으로 간주되어야 한다."

Health is "a resource for everyday life, not the objective of living. Health is a positive concept emphasizing social and personal resources, as well as physical capacities". – In 1986, the WHO, in the Ottawa Charter for Health Promotion.

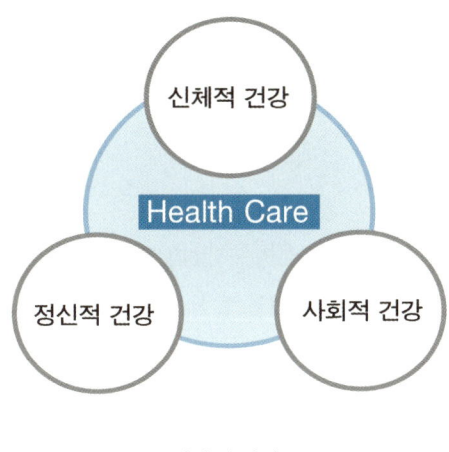

〈건강의 정의〉

이렇듯 건강이란 공통적인 건전성을 이루어가면서 개별적으로 지켜 나아가는 자기 자신의 관리체계를 말한다. 그러나 문제는 체질에 따른 건강법을 시행함에 있어서 요즘 각종 언론매체를 통해 소개되고 있는 이로운 음식과 해로운 음식에 대한 것인데, 이에 대해 우려스러운 것은 소개되는 음식들이 각자의 체질에 따라 전혀 반대의 효과를 나타낼 수도 있게 된다는 것이다.

왜냐하면, 첫째는 체질의 정확한 판단이 문제가 되기 때문이다. 이는 체질판단의 오진에 의해 해로운 음식을 이로운 음식으로 알고 이를 지키게 되면 몸을 더욱 해치게 되기 때문이다. 그리고 둘째는 섭취하고자하는 식품에 대한 올바른 지식이 문제가 되기 때문인데, 이는 식품의 기운에 대한 정확한 지식 없이는 올바른 체질식을 기대할 수가 없기 때문이다.

어떤 분들은 이제마 선생께서 체질론을 주창하면서 음식에 대한 언급은 했지만 강조하지는 않았다고 한다. 그리고 음식에 의한 건강법이 약간의 도움은 될지언정 이것이 절대적이라고까지 주장하지는 않았다고 한다. 그러나 이는 식품의 본질과 당시 시대적 상황에 대한 잘못된 이해에서 비롯된 견해라고 생각된다.

모든 약재는 식품의 일부이다. 그리고 당시 이제마 선생께서 약리작용을 통해 분류해놓은 약재를 통해 약방문만을 기록해 놓았던 것은 당시 확충된 본초학이 정립되어있지 않았기 때문이다. 만약 당시 사상에 의해 확충된 본초학이 정립되어 있었더라면, 아마 선생께서도 이를 통한 약방문의 기록도 자세히 서술하였을 것이다.

다시 말해서, 이제마 선생께서 당시 음식에 의한 건강법을 적극적으로 주장하지 않았던 이유는 당시 보다 확충된 사상의학적 본초학이 없었기 때문이라고 추측된다. 따라서 당시 이제마 선생께서는 음식에 의한 건강법을 적극적으로 주장하지 않았던 것이 아니라 보다 확충된 본초학의 부재로 인해 음식에 의한 건강법을 주장하지 못했다는 표현이 보다 타당하다고 할 것이다.

1. 치료와 치유

건강한 삶과 그렇지 못한 삶의 차이는 자연의 기운을 얼마나 이해하고 이에 어떻게 순응하느냐에 달려있다. 앞서의 〈현상체질편〉에서 살펴본바와 같이 우주의 모든 만물은 자연의 기운에 의해 생성하고 존재하며 그리고 사라지게 된다.

강낭콩의 생성과정을 보더라도 그러하다. 씨앗으로 땅속에 숨어있던 강낭콩은 봄이 되면 발아되어 딱딱한 땅을 박차고 솟아오르게 된다. 질량에너지보존의 법칙이 깨지는 순간이다. 그러나 이러한 현상은 강낭콩의 힘만은 아니다. 솟구치게 되는 봄의 기운으로 인해 강낭콩은 단단한 흙을 뚫고 싹을 돋우고 뿌리를 내리게 되는 것이다. 이러한 기운은 여름이 되면 흩어지는 기운으로 바뀌게 되는데, 힘차게 솟아오르던 에너지가 이제 가지를 치고 넝쿨져나가는 힘으로 바뀌게 된다. 그리고 언제나 왕성할 것 같은 이러한 흩어지는 힘은 가을이 되면 꼬투리를 만들고 열매를 맺는 기운으로 바뀌게 되는데, 이 또한 가을의 모아 뭉치게 하는 기운 때문이다. 그리고 겨울의 계절로 접어들게 되면, 충만한 열매로 탈바꿈된 강낭콩은 이제 새로운 기운이 시작되는 봄을 기약하며 땅속에 숨어들게 된다. 땅을 헤치고 들어갈 아무 도구도 없는데도 생명으로 태어날 씨앗의 사명을 가지고 꼬투리를 박차고 나와 땅 속으로 숨어들게 되는 것이다. 이 또한 응축시켜 끌어내리는 겨울의 기운 때문이다.

이러한 자연의 기운은 만물을 조화롭게 한다. 같은 비가 오더라도,

봄에는 땅의 솟구치는 기운으로 대지위의 물로써 땅을 윤택하게 한다. 그러나 가을에 내리는 늦은 비는 땅의 모아 뭉치게 되는 기운으로 대지아래의 지하수를 이루게 한다. 이는, 소생하는 계절에는 필요한 양분을 공급해주기 위해 그리고 생명의 연속을 위한 준비의 계절에는 양분을 저장하기 위해, 자연이 만들어내는 비밀스러운 작업의 일부분인 것이다.

또한 염분에 대한 자연의 기운은 어떠한가? 옛 어른들은 초목에 새싹이 돋고 잎이 피고 꽃들이 피어나게 되는 봄철이 되면 반드시 장독의 뚜껑을 닫아두었다. 이는, 봄에 만물이 활동을 재개하고 초목이 새 순을 돋우고 꽃과 잎을 피우게 되면 염성을 많이 소모하게 되어 장이 싱겁게 되기 때문이다. 봄철이 되면 만물화생으로 염성이 대량 소모됨으로 인해 생물들은 염분을 뺏겨 쉬 피곤해지고 질병에 걸리기가 쉬워진다. 따라서 이를 단속하지 못한 소금과 간장 등은 싱거워지게 되는 것이다.

이렇듯 건강과 치유에 대한 원리의 기반과 그 해결의 방법은 자연의 기운에 대한 이해에서부터 시작되어야 하는 것이다. 따라서 건강한 삶을 위해 우리가 먼저 이해하여야 할 것은 삼라만상이 가지고 있는 기운에 대한 것이며, 이를 통해 건강과 치유가 완성될 수 있는 것이다. 그러하기에 현상체질론 TCP 에 의한 건강과 치유에 대한 해결방법은 인위적인 치료의 개념과는 다른 것이다.

치료(治療 remedy)란 대증요법(對症療法 symptomatic treatment)에 대한 결과를 말한다. 따라서 처치에 따른 건강과의 상관성보다는 문제된 부위에 대한 대증에 관심을 두고 일련의 의료행위가 통상적으로 진행되게 된다. 그리고 이러한 처치과정을 통해 비록 문제가 되었던 부위의 병증은 해결될지 모르겠으나, 다른 부위에 문제가 생기게 되거나 처치가 이루어진 후에도 해당 부위에 다시 문제가 발생하게 되는 경우가 많다.

그러나 현상체질론에서 이야기하고 있는 생성의 법칙에 따른 치유(治癒 healing)는 생존을 위해 조성된 인체 내의 항상성과 면역성의 활성화를 통해 이루어지게 되는 처치를 말한다. 이를 자연치유력(自然治癒力 self-healing power)을 통한 처치라고도 하는데, 질서의 법칙이 깨져 발생하게 된 문제의 부위를 조성의 원리를 통해 회복시켜 인체의 균형과 조화를 이루게 함으로써 처치가 되도록 하는 것이다. 따라서 이러한 치유의 방법을 통한 처치는 치료와는 달리 처치로 인해 다른 부위에 문제가 생기게 되거나 처치 후에 해당 부위에 다시 문제가 발생하게 되는 경우가 없다. 치유라는 말 그대로 종전의 모습으로 회복이 되는 것이다.

대부분의 현대의학이 이러한 치유보다 치료에만 관심을 가지고 있는 것은, 자연의 기운과 운영에 대한 이해가 없거나 있다하더라도 그 방법이 체계화되어 있지 못해 처치법으로써의 가치가 없기 때문일 것이다. 그러나 '잘 정돈된 질서(건강한 상태)에서 문제가 생기게 된 것은 질서의 법칙이 깨졌기 때문이기에 이렇게 어긋나게 된 질서의 회복을 통해 질서의 법칙이 깨진 상태(병증)에서의 치유가 이루어지게 된다.'는 병증의 원인과 처치에 대해 이해를 하게 된다면 문제는 달라지게 된다.

그리고 그에 대해 정립된 이론과 실제적인 치유과정을 체계화된 처치법으로 받아들이게 된다면, 많은 발전을 보이고 있는 현대의학의 여러 가지 치료방법을 통해 보다 효과적인 처치를 할 수 있게 될 것이다.

특히 발전된 의료장비를 가지고도 치료의 성공률이 30%에도 미치지 못하고 있는 현실이고 보면, 이러한 처치의 결과는 문제가 발생하게 된 원인을 찾지 못해 결국은 나타난 결과만으로 그 해결책을 찾고 있기 때문이라고 할 수 있겠다. 따라서 이러한 처치의 결과를 예견하여, "의술은 치료를 하고 Medicus curat (Medicine cures), 자연은 치유를 한다 Natura sanat (Nature heals)."라는 명언이 생겨나게 된듯하다.

1) 서양의학과 동양의학

서양의학의 경우 현대의학의 시작은 통상 르네상스시대에 쓰여진 '인체해부학'이나 '인체혈액순환 생리학'과 관련된 저술들에 근거하고 있다. 그러나 보다 근원적으로는 서양의학의 규모를 최초로 갖춰놓았던 히포크라테스 Hippocrates 와 그러한 기초를 공고하게 다져놓았던 게이린 Galen 이라고 할 것이다.

반면에 동양의학의 경우에 있어서는 문헌을 통해 볼 때 중국의 춘추시대(BC 770-403년) 말기에서 전국시대(BC 403-221년) 초기라고 할 수 있다. 특히 서한시대(西漢, BC 206년-AD 8년)를 전후로 하여 약 300여년간 여러 학파들에 의해 저술된 황제내경 黃帝內經 은 의도 醫道 에 관해 황제 黃帝 와 기백 歧伯 의 문답형식으로 기록된 의학논저로, 한의학의 기초를 닦아놓았다고 평가되고 있다.

한편 이러한 동서양의 의학사 醫學史 에 대해 많은 연구를 해온 폴 운슐트 Paul Unschuld 는, 동양의학에 있어서 근원적인 시작점이었던 시기가 바로 히포크라테스가 왕성하게 활동했던 때였음에 의미를 두고 다음과 같은 흥미로운 이야기를 하고 있다.

'기백(歧伯)의 고대 독음(讀音)은 Hippocrates의 이름을 간략하게 부르는 Hippo와 서로 비슷하다. 만일 기백이 히포크라테스라고 가정한다면 황제내경이란 동양의학과 서양의학을 서로 토론하고 연구한 가장 오래된 책이 아닐까 생각한다.'

그도 그럴 것이 체액설(體液說 humor theory)로 그 근본을 이루고 있는 히포크라테스의 생리학과 고대 한의학의 음양오행설 陰陽五行說 을 비교해 볼 때, 서로 공통되는 점 또한 적지 않음을 발견할 수 있는 것도 결코 우연은 아닐 듯도 하다. 그러나 동서양의 역사적인 기원이 어찌됐든 간에 보다 중요한 것은, 이러한 동양의학이나 서양의학을 통한 오늘날의 현대의학이 여러 면에서 있어서 인류의 건강에 있어 큰 공헌을 하고 있다는 점이다.

생리학과 약리학 그리고 해부학을 바탕으로 발전되어온 현대의학은 예방의학적인 관점에서와 치료의학적인 관점에서 괄목할만한 진전을 보여 왔다. 특히 과학기술의 발달에 따른 장비의 구현이 가능하게 됨에 따라 병증에 대한 발견과 그 처치에 대한 결과물들을 인지 할 수 있게 됨은 물론이고, 인체 내·외부에 대한 질환의 외과적 수술도 가능하게 됐다.

물론 인체를 하나의 통일체로 인식하고 증상을 통한 종합적인 처치를 하게 되는 동양의학과 해부학적 지식을 기초로 각 부위에 대한 분석적인 처치를 하게 되는 서양의학과의 각론적인 편차는 있겠으나, 다음과 같이 이러한 특징적인 차이를 통한 부분별로의 발전은 비약적이었다.

예방부분	각 질환의 원인자에 대한 면역성의 확충을 통한 질환의 예방
검사부분	피검사, 조직검사, 성분검사, 사진판독 그리고 증상 등을 통한 질환의 발견 – 각 처치에 따른 결과의 확인
치료 및 대체부분	손상된 부위에 대한 처치와 대체

특히, 예방과 대체부분에 있어서의 성과는 대단히 괄목할만하다고 할 것이다. 인체가 가지고 있는 면역기능의 강화를 통한 질병에 대한 예방부분과 인공장기나 의치 및 의족 그리고 IT와의 접목된 제어기술로 표현되는 대체부분은 현대의학을 통해 이루어진 대단한 결과물들이다.

그러나 이러한 현대의학에 있어서의 공헌에도 불구하고 아쉬운 점이 있다면, 그것은 질환에 대한 인식과 그에 대한 처치법 그리고 원천적이지 못한 처치에 대한 결과라고 할 수 있다. 왜냐하면 현대의학을 통한 문제해결에 있어서는 치유가 아닌 치료의 개념으로 처치를 하고 있기에 처치 후에도 또 다른 해결책이 요구되기 때문이다.

따라서 보다 근원적인 건강에 대한 인식과 처치에 대한 초점은 원천적인 것이어야 할 것인바, 이는 인체의 항상성과 면역성의 활성화를 통한 처치의 인식이 선행되어야 한다. 다만 재생이 불가능한 부분에 있어서의 문제의 처치는 원천적인 처치와는 별개의 것이 되겠지만, 생체적인 의미에서 본다면 서양의학이 발전시켜온 생리학, 해부학, 약리학, 의화학 등 각각의 이론적 지위를 적극적으로 위치해 주고 있기 때문에 이 또한 포용할 수 있는 해결책이 될 것이다.

약원병(藥原病)

　약원병(藥原病)이란 약이 원인이 되어 생기게 되는 질환으로, 어떤 질병을 치료하기 위해 사용한 약물의 독성으로 인하여 새롭게 생기게 되는 질병을 말한다. 의학과 약을 맹신해 의원병(醫原病)과 약원병(藥原病) 환자가 계속 늘어가고 있는 현실 속에서, 약은 곧 독이기도 하다는 사실을 망각한 채 함부로 사용하게 되면서 현대사회는 부작용의 천국이 되어가고 있다.

　미국의 경우 매년 10만 명 이상이 약 부작용으로 사망하고 있다고 한다. 그리고 대부분의 선진국에서 약 부작용으로 인한 사망자가 교통사고 사망자보다 많다고 한다. 이는 약품이 가지고 있는 유용성에 대해 부정하고자 하는 이야기가 아니다. 또한 약재자체가 인류의 질병퇴치에 기여했다는 것과 지금도 매우 긴요하게 사용되고 있다는 사실에 대해 외면하고자 하는 것도 아니다. 다만 문제는, 이러한 부작용에 대한 위험성을 전혀 인식하지 못한 체 약품을 우리들의 생명과 건강을 지켜주는 유일한 파수꾼으로만 믿고 있다는데 있다.

　세상에는 부작용에 대한 위험성이 전혀 없는 약은 없다. 양날의 칼처럼 유용성과 위험성을 동시에 가지고 있는 것이 바로 약이다. 왜냐하면 현재 우리가 복용하고 있는 대부분의 약품은 화학적으로 추출된 유효성분을 인공적으로 합성시켜 만든 화학물질이며 산성제조법에 의해 생산되고 있기 때문이다. 따라서 질병중심의 획일적인 치료를 위해 약품으로 쓰여 지고 있는 이러한 일련의 화학적 물질들을, 병원균이나 종양세포 그리고 기능을 잃어가고 있는 장기에 강력하게 작용하도록 하게 하면서 인체의 전반에 전혀 부작용이 없기를 기대한다는 것은 그 자체가 모순이 될 것이다. 이렇듯 약품으로 인한 부작용의 피해는 다음과 같이 약의 역사와 함께 시작되었다.

- 방사선 조영제 '트로트라스트'가 발암물질로 판명
- '벤즈브로마론' 성분의 통풍치료제가 급성간염 유발물질로 판명
- '이소프로필안티피린' 성분의 약물에 대해 15세 미만 아동에게 복용금지
- '로시글리타존' 성분의 당뇨병 치료약 사용중지명령
- 12세 이하 어린이의 아스피린 오용에 따른 '레이증후군' 위험성 경고

이러한 약품들이 가지고 있는 문제점에 대해, 의화학자인 파라셀수스 Paracelsus 는 '모든 약은 바로 독이다. 다만 사용량이 문제일 뿐 독성이 없는 약은 없다.'라고 했다.

우리 몸은 스스로를 보호하고 병을 치료하는 능력인 자연치유력(自然治癒力)을 선천적으로 갖추고 있다. 이를 면역성(免疫性)과 항상성(恒常性)이라고 하는데, 이는 인류가 생명을 시작한 이래 오랜 세월 동안 터득한 생존의 기술이자 스스로를 지키는 방어시스템이며 하늘이 주신 선물이다. 이렇듯 질환을 원천적으로 치유하도록 하는 유일한 방법은 인체가 가지고 있는 건강과 치유의 시스템뿐이다. 그리고 식품과 생활환경 즉 치유의 구성요소(the component of healing)에 의해 이러한 면역성과 항상성은 발휘되고 유지되게 된다.

2) 명현현상과 이상현상

명현현상(瞑眩現象 crisis for healing)이란 호전반응이라고도 불리는데, 이는 건강체로 돌아가려는 신체의 조정증상을 말한다. 사람의 몸 안에는 신진대사과정에서 만들어지는 각종 독소물질을 해독하는 방법으로 대변, 소변, 땀, 호흡의 방법을 통해 체외로 배출하는 기능을 지니고 있는데, 허약체질이나 만성병을 앓고 있는 사람들은 독소배출 능력이 약해 유독한 물질을 몸 안에 간직하고 있게 된다. 따라서 이러한 사람들의 몸에 대사기능을 활성화시켜 주는 식품이 들어가게 되면 체질개선과 더불어 자연치유력이 회복되기 시작하여 체내에 잔류되었던 대량의 독소 물질을 일시에 몸 밖으로 배출하게 된다.

이때 인체에는 일시적으로 변조현상 變調現象 이 나타나게 되는데, 이렇게 일시에 일어나는 변조현상(통증, 발열, 발한, 설사, 발진 등)을 명현현상 또는 명현반응이라고 한다. 그리고 이런 명현반응이 지나가게 되면 치유의 속도는 눈에 띄게 빨라지게 된다. 독일의 생리학자이며 심리학자인 헤링이 '모든 치료는 안에서 밖으로, 머리에서 아래로, 증상이 일어난 역순으로 일어난다.'라고 말했듯이, 몸속의 질병에 대한 명현현상은 머리에서 발바닥 순으로 그리고 최근에 발생된 병증부터 차례로 나타나게 된다.

한편 이러한 명현현상은 크게 이완반응과 과민반응 그리고 배설반응 등 세 가지의 형태로 나타나게 되는데, 이같은 현상의 특징은 다음과 같다.

이완반응	이는 문제가 있었던 장기가 원래의 기능을 회복해 가면서 기운이 없거나 어지럽고 무기력감을 느끼게 되는 현상을 말한다.
과민반응	이는 만성으로 자리를 잡은 장기적 손상이나 특정 부위의 손상이 특정한 식품을 섭취함을 통해 오히려 급성으로 되돌아 악화되는 현상을 말한다.
배설반응	이는 체내에 쌓여있던 노폐물, 독소, 중금속 등이 여러 경로를 통해 피부발진이나 눈꼽 그리고 가려움이나 설사 등으로 나타나게 되는 현상을 말한다.

물론 모든 사람들이 이러한 명현현상을 겪는 것은 아니다. 과민성 체질이나 유해물질이 체내에 많이 축적되어 있는 사람 또는 병증의 기간이 오래된 사람들에게 잘 나타나게 된다. 그리고 나타나더라도 대개 며칠 혹은 몇 주에 걸쳐 나타나다가 사라지게 된다. 이렇듯 명현현상이란 체내의 독성과 노폐물을 분해・해독시켜 제거하려는 신체의 자연적인 노력의 표현으로, 자연치유의 과정에서 나타나게 되는 일시적인 현상을 의미한다.

반면에 이상현상(異常現象 adverse event)이란 거부반응(알러지반응) 이라고도 불리는데, 이는 부작용처럼 나타나게 되는 증상이 계속 유지되어 더욱 안 좋은 쪽으로 심해지게 되는 경우이다. 따라서 시간이 지나도 계속해서 거부반응이 지속되고 그 증세가 더욱 악화된다면, 이는 명현현상이 아니라 이상현상이므로 이와 관련된 식품의 섭취를 즉시 중지하여야 할 것이다.

참고적으로, 설사의 경우 명현현상으로 인할 때에는 탈수현상을 일으키지 않고 오히려 시원함을 느끼게 된다. 따라서 이로 인해 온 몸에 힘이 빠지게 되고 극심한 탈수로 탈진까지 이르게 될 때에는 체질의 재판단과 더불어 식품의 오염여부 또한 살펴보아야 할 것이다.

명현현상과 이상현상의 구분을 위한 조건

명현현상과 이상현상을 정확히 구별하려면 먼저 자신의 몸부터 파악이 되어있어야 한다. 이 말은 명현현상과 이상현상에 대해 잘 알고 있더라도 자신의 체질에 대해 정확히 알고 있지 못하면 자신의 몸에 나타나는 현상들이 어떤 상태인지를 구분하기가 쉽지 않다는 의미이다.

모든 사람들은 자신의 몸이 별 이상은 없다고 말하곤 한다. 그러나 실상 이는 자신의 몸을 잘 이해하지 못하고 또한 잘 알고 있지 못하고 있기 때문에 하는 말이다. 몸 안에는 수없이 많은 변화들이 일어난다. 혈액이 쉬지 않고 만들어지고 많은 세포들이 노화되어 폐기 처리되고 있으며, 많은 노폐물들이 만들어지고 또한 배설되는 신진대사의 과정을 거치고 있다. 그러나 이러한 과정들이 모두 정상적이지만은 않다. 혈액은 자꾸 탁해지게 되고 탁해진 혈액은 모세혈관을 막게 된다. 그리고 그 결과 외형적으로는 피부가 광택을 잃고 칙칙해지는 피부트러블의 형태로 나타나게 되는데, 이러한 순환성 장애가 지속되게 되면 기미, 주근깨, 여드름을 비롯한 각종 피부 문제를 만들게 된다.

따라서 치유의 효과를 극대화하기 위해서는 먼저 현재 자신의 체질에 따라 몸 안에 혈액은 얼마나 많이 탁해져있는지, 모세혈관은 얼마나 막혀있는지, 그리고 근육의 유연성은 얼마나 떨어져버렸고 굳어져 있는지, 장부의 기능은 얼마나 저하되어 있는지, 척추의 틀어짐은 어떠한지, 전체적인 기혈순환의 상태는 어떠한지를 알아야 할 것이다.

만약 이러한 것들에 대해 잘 파악하고 있지 못하고 있다면 이는 아무리 건강과 치유에 대한 좋은 방법이라 하더라도 모든 사람들에게 공통적으로 해당되는 방법이 아닌 이상 일반적인 지식이 될 뿐이며, 나아가 건강과 치유의 과정상 나타나게 되는 명현현상과 이상현상에 대한 구분도 명확하지 못할 것이다.

그러므로 명현현상과 이상현상의 정확한 구분을 위해서는, (1) 자신의 체질을 정확히 알고 있어야 하며 (2) 이에 따른 병증에 대한 실증과 허증의 판단도 정확해야 한다. 다시 말해서 객관적인 방법에 따라 자신의 체질이 확정되어져서 그에 따른 처치의 기준이 일반적일 때 병증에 대한 명현현상과 이상현상의 구분이 가능하게 되는 것이다.

그리고 이를 통한 명현현상과 이상현상에 대한 구분이 명확하게 될 때, 비로소 큰 낭패 없이 각종 처치를 통한 치유의 성과를 달성할 수 있게 되는 것이다.

2. 질병의 구분

현상체질에서는 질병을 크게 세균성 질병(細菌性疾病 bacterial disease)과 순환기성 질병(循環期性疾病 cardiovascular disease)으로 나누고 있다.

이는 혈의 순환성을 기준으로 한 것으로, 전자는 세균에 의한 기의 변화작용이 혈액의 순환에 의한 혈의 변화활동보다 커서 처치의 기준을 기 氣의 변화작용에 두게 되는 질병을 말하며, 후자는 반대로 혈액의 순환에 의한 혈의 변화활동이 세균에 의한 기의 변화작용보다 커서 처치의 기준을 혈 血의 변화활동에 두게 되는 질병을 말한다. 이러한 기준에 따른 각 질병의 특징을 살펴보면 다음과 같다.

세균성 질병의 특징

세균성 질병은 현대의학에서 발생의 원인이 되는 세균만 제거되면 완치가 될 수 있는 질환으로 인식하고 있는 질병으로서, 순환기성 질병보다 덜 중요하게 취급되고 있다.

그러나 현상치유의 관점에서 보게 되면, 혈 血은 기 氣를 통해 조절되기 때문에 기의 변화작용이 큰 세균성 질병에 대한 치유를 순환기성 질병보다 우위에 두고 있다. 한편 이에 속하는 질병으로는 감기, 콜레라, 장티푸스, 결핵, 종기, 장염, 피부염 등이 있다.

순환기성 질병의 특징

순환기성 질병은 혈액의 흐름에 대한 문제로 인해 발생되는 질환으로, 현대의학에서 가장 많은 관심을 가지고 있으면서도 가장 치유하기가 어려운 질병이다. 실제로도 사망의 원인에 대한 통계에 따르면 약 90%정도가 순환기성 질병에 의한 것이며, 나머지 10%정도가 세균성 질병이나 안전사고에 의한 것이라고 한다.

그러나 현상치유의 관점에서 보게 되면, 혈(血)은 기(氣)에 의해 다스려지고 있기 때문에 혈의 변화활동이 큰 순환기성 질병은 올바른 현상본초의 적용으로 처치가 가능한 질병으로 인식되고 있다. 한편 이에 속하는 질병으로는 위장병, 두통, 탈모, 통풍, 신장병, 간질환, 암, 백혈병 등이 있다.

1) 질병의 원인

현대의학에서는 인체 내에 질병이 발생하게 되는 원인을 다음과 같이 분석하고 있다.

(1) 면역세포의 원활치 못한 활동(면역성의 저하)
(2) 흡수된 영양분의 부적절한 이동(항상성의 부재)
(3) 음식물의 분해를 통해 발생하게 되는 노폐물의 미처리
(4) 세포의 탈수나 음식물의 불완전 분해를 통해 발생되는 활성산소의 미처리

따라서 이러한 문제들이 해결되게 된다면 인체 내에서 발생되는 많은 질환들은 자연치유시스템을 통해 스스로 처치가 될 것이라고 이야기하고 있다. 그리고 이러한 원인에 대한 해결에 있어서 적합하게 작용하고 있는 물질을 물 Water 이라고 한다. 지극히 당연한 해결책이다. 왜냐하면 물은 (1) 혈액을 통해 면역세포를 이동시키는 역할을 하고 (2) 영양분을 이동시키는 역할을 하며 (3) 노폐물을 몸 밖으로 배출시키는 역할을 하고 (4) 활성산소를 안정화시켜 활동을 억제시키는 역할을 할 수 있게 하기 때문이다.

그러나 질병이 발생하게 되는 보다 근본적인 원인을 살펴보게 되면 물과 함께 섭취되는 식품이 된다. 이는 다양하게 나타나게 되는 모든 병증의 시작은 음양장부의 불균형으로부터 시작되고, 이러한 각 장부에 대한 부조화의 시작은 음양의 원리에 의해 조성되는 세포의 작용 때문이며, 그리고 이러한 세포의 잘못된 분열과 복제는 이미 체내에 들어온 에너지와 영양물질이 자신의 체질과 서로 맞지 않아 어쩔 수 없이 그 물질만을 가지고 생성되었기 때문이다. 따라서 자신에 대한 정확한 체질의 판단과 함께 정확하게 분류된 식품을 적합한 물과 함께 섭취하게 된다면, 체내에 항상성과 면역성의 활성화를 이루게 됨에 따라 인체의 자연치유력이 증진되게 될 것이다.

건강을 위한 치유는 음양의 균형과 조화를 이루게 하는 것으로부터 시작된다. 그러하기에 미네랄이 함유된 약알칼리성 자연수와 함께 자신의 체질에 맞는 식품을 통한 활성식(活性食 activated-nutrition nourishing)은 현상치유를 위한 필요하고도 충분한 조건이 될 것이다.

항상성과 면역성

인체의 건강과 치유를 위해 가장 핵심적인 요소는 항상성(恒常性)과 면역성(免疫性)이다. 왜냐하면 이를 통해 자연치유력(the power of spontaneous cure)이 원천적으로 회복될 수 있기 때문이다.

항상성

현대의학에서 항상성에 대한 개념은 불란서 학자인 크라우드 버나드 Claude Bernard(1813~1878)에 의해 처음 발표되었는데, 이를 요약하면 'maintenance of internal environment within tolerable limits'이다. 즉, 항상성(homeostasis)이란 허용 한계치 내에서 내부의 환경을 유지시키는 것이라는 의미이다.

이러한 인체의 환경을 유지시키기 위해서는 여러 가지 환경적인 요인 즉 체온과 염도(salinity) 그리고 산도(acidity) 등이 고려 대상이 되는데, 이는 이러한 이런 요소들이 우리의 몸의 화학적 반응에 관여하고 이상적인 상태가 유지되도록 기여하고 있기 때문이다. 이렇듯 우리의 몸에는 복원력(復原力)이라고 하는 것이 있어 몸에 무리가 가더라도 이를 다시 회복될 수 있도록 몸의 모든 장기가 협력하게 된다.

따라서 항상성이란 몸에 대한 안정성 또는 균형이라는 말로도 요약 될 수 있다. 예를 들어, 신장(kidney)에서는 삼투압조절(osmoregulation)이라 하여 물과 미네랄의 양을 조절하면서 항상성을 유지케 한다. 그리고 신장과 폐에서 신진대사 과정에서 나온 노폐물을 제거(excretion)하는 것도 항상성이 일환이다.

또한 더울 때 땀을 흘리는 것은 체내 수분을 발산(sweating)하면서 몸의 체온을 조절하게 하는 것이 되고, 췌장에서 인슐린 생산을 조절하여 핏속의 혈당을 이상적으로 유지케 하는 것도 항상성의 기능을 수행하는 것이다.

신경계의 교감신경계와 부교감신경계의 경우에 있어서도 우리 몸의 항상성을 유지시켜 주는 또 다른 중요한 역할을 하는 곳이다. 교감신경계(sympathic nervous system)란 위급 시 우리 몸에 변화를 유도하여 상황에 대처하게 하는 신경계인데, 순간적인 위험상황으로 부터 자신을 보호하고 구할 수 있도록 관할한다. 따라서 위험상황에서 벗어나게 되면 우리 몸은 다시 정상으로 원상복귀가 되게 되는데 이렇게 다시 정상으로 돌리게 하는 신경계를 부교감신경계(parasympathic nervous system)라고 한다.

다시 말해, 교감신경계와 부교감신경계가 적절히 조화될 때 비로소 우리 몸의 항상성은 유지되게 되는 것인데, 만약 지속적인 스트레스로 인해 교감신경계만 작동하고 부교감신경계는 작동을 안 하게 된다면 당연히 항상성은 깨지게 되고 그로인해 우리 몸에는 무리가 오게 되는 것이다(돌연사의 경우의 대부분은 축적된 스트레스의 적절한 해소가 안 되면서 일어나는 경우임).

따라서 우리가 아프다는 것은 결국 우리 몸의 최소단위인 세포가 그 기능을 수행하지 못하면서 나타나는 현상인 것이며, 건강하게 되고 치유가 됐다는 것은 곧 우리 몸의 항상성의 기능이 회복되었다는 것을 의미하는 것이다. 이에 대해 현상체질론(The Theory of Constitution based on Phenomenon)에서는 본초학을 바탕으로 한 각 장부와의 관계를 통해 인체의 구조와 작용을 통합적으로 설명하고 있다.

다시 말해서, 체질의 기운에 적확한 음식물을 통해 항상성을 원천적으로 유지시킬 수 있다는 것이다. 그러면 우리 몸의 항상성을 유지시키는 데에 있어서 필요한 것은 무엇일까? 많은 학자들은 모든 병의 근원은 피로이며, 피곤을 느낀다는 것은 몸의 항상성이 떨어졌다는 것을 의미하기 때문에 피곤함을 느끼게 될 때 제일 먼저 해야 할 것은 충분한 휴식을 취하는 것이라고 이야기 하고 있다. 자신도 모르게 깊은 잠을 자고 났더니 피로가 씻은듯이 가시고 몸이 홀가분하게 되는 것을 경험하게 되는데, 이는 깊은 잠을 자고 있는 동안에 우리 몸에 고장난 부위를 고치는 복원작업이 이루어졌기 때문인 것이다.

면역성

겨울이면 으레 감기나 독감 환자가 늘어난다. 여기에 최근에는 구제역과 조류독감(AI) 등 가축 전염병까지 창궐해 불안감은 더욱 커지고 있다. 이런 시기에 건강을 지키려면 기본적인 위생수칙과 더불어 면역력을 키우는 것이 중요하다. 병균에 노출되어도 병에 걸리지 않고 이겨낼 수 있는 조건은 여러 가지가 있지만, 질병 감염을 예방하고 이겨내는 핵심 방역체계는 바로 면역력이다.

면역(immunity)이란 외부에서 침입한 세균이나 바이러스 등 외부인자(항원)에 대한 방어시스템을 말한다. 즉, 생체의 내부 환경이 항원을 못 들어오게 막고, 설사 침입하더라도 항체를 만들어 대항함으로써 발병을 억제하는 체계를 말한다. 이러한 면역시스템에는 크게 선천면역(자연면역)과 후천면역(획득면역)으로 구분된다.

선천면역은 항원의 침입을 차단하는 기능으로 피부, 점액조직, 위산, 혈액 등이 여기에 해당된다. 따라서 대식세포, 다형핵백혈구, NK세포와 같은 면역세포가 식균과 살균 작용을 발휘하는 것이 이런 선천면역에 속하게 된다. 그리고 후천면역은 선천면역의 보강된 역할로서, 처음 침입한 항원을 기억해 이 항원이 다시 침입할 때 알아서 반응하는 것을 말한다. 따라서 병원체나 독소를 예방 접종하여 획득하는 인공면역은 이러한 후천면역에 속한다.

이에 따라, 면역글로불린으로 구성된 B림프구가 항원을 인지한 후 항체를 분비하는(체액성) 경우와 T림프구가 항원을 인지하여 면역물질을 분비하는(세포성) 경우가 대표적인 면역 기능이라고 할 수 있을 것이다.

그러면 이러한 면역력을 높이는데 필요한 것은 무엇일까? 현대의학자들에 따르면 비타민 C를 섭취하면 체내의 선천면역 및 후천면역 체계에 모두 영향을 끼쳐 면역력을 증가시키는데 도움이 된다고 한다. 그리고 사람은 이를 자체 합성하지 못하기 때문에 외부에서 공급하는 수밖에 없으며, 수용성이기 때문에 액상으로 복용하면 흡수가 원활하다고 한다.

그리고 면역을 높이는 또 하나의 중요 성분은 인삼과 홍삼에 들어 있는 사포닌 성분이라고도 한다. 홍삼액을 섭취한 쥐가 그렇지 않은 쥐보다 면역력이 우수하다는 실험의 결과를 통해 이에 대한 효과가 입증되고 있다고 한다. 또한 면역을 높이는 생활습관도 필요하다고 한다. 불규칙한 생활과 음주 및 흡연, 과로, 스트레스, 수면부족 등은 면역력을 떨어뜨리는 요인이 되지만, 햇빛은 면역력 강화에 필요한 비타민 D를 합성하는데 필요하므로 하루에 1시간 정도 햇빛을 쬐는 것이 좋다고 한다. 그리고 적절한 운동은 깊은 호흡과 긴장 이완을 통해 면역세포와 림프액의 흐름을 활발하게 한다고 한다.

그러나 항상성과 면역성의 활성에 있어서 가장 중요한 것은 미네랄이 함유된 약알칼리성 자연수와 자신의 체질에 맞는 식품이다. 그리고 이러한 항상성과 면역성의 중요성을 인식하고 몸이 요구하는대로 처치해주는 것이 건강을 유지하는데 있어서 매우 중요한 요건이 된다. 따라서 우리 몸의 건강과 치유에 있어서의 여덟 가지 구성요소를 숙지하고 이를 실천하게 된다면, 우리는 항상성과 면역성을 통해 나타나게 되는 자연치유력(the power of spontaneous cure)을 원천적으로 경험할 수 있게 될 것이다.

2) 실증과 허증

인체의 질환은 크게 두 가지의 상태 즉 실증 實症 과 허증 虛症 의 상태로 나타나게 된다. 그리고 양체질(TMS, TSS)의 경우에 있어서 모든 병증의 처치는 허증보다는 실증으로 인한 경우가 보다 고치기가 어렵고 힘들다. 왜냐하면 실증이란 기운이 넘쳐 항진 亢進 되어 생기게 되는 질환이고, 허증이란 이와는 반대로 기운이 부족해서 생기게 되는 질환이 되기 때문이다. 그러나 음체질(TMF, TOW)의 경우에 있어서는 체질의 특성상 허증과 실증 모두 고치기가 어렵고 힘든데, 이는 음체질의 경우 에너지의 순환성이 느려 처치의 속도가 매우 더디게 진행되기 때문이다. 따라서 음체질의 경우에는 질환에 강한반면 병증이 시작되면 그 처치 또한 어려운 특성을 가지고 있다.

현상체질론에 따라 분류된 인체의 각 부위에 대한 실증과 허증을 살펴보면 다음과 같다.

장기에 있어서의 실증과 허증

현상체질론에 근거해 장부는 각 기운별로 다음과 같이 분류된다.

TMS	폐장과 대장
TSS	비장과 위장
TMF	간장과 담
TOW	신장과 방광

그리고 이에 따른 각 부위별 질환에 대한 실증과 허증은 다음과 같다.

(1) 폐장과 대장

솟구치는 木의 기운을 가지고 있는 TMS는 체질의 특성상 폐가 크고 간이 작다. 따라서 TMS의 경우 간이 습해서 생기는 다시 말해서 모으는 기운이 넘쳐서 생기는 지방간은 별로 걱정하지 않아도 된다. 그러나 인체가 필요로 하는 영양소를 흡수 보관하는 간의 특성상 체력이 왕성하지는 못하며, 이에 따라 부족하게 되는 간 기능으로 인해 면역체계 또한 약하므로 허증으로 인한 간염은 쉽게 걸릴 수 있다.

이와는 반대로, 폐질환의 경우는 실증이 된다. 따라서 TMS의 폐질환은 가장 고치기 어려운 질환이 된다. 한편, 폐장의 부속 장기인 대장의 경우도 그 증세의 원리는 폐장과 동일하다.

(2) 비장과 위장

흩어지는 火의 기운을 가지고 있는 TSS는 체질의 특성상 비장과 위장이 실하다. 이는 비장과 위장에 에너지가 몰려있다는 것을 의미하며, 따라서 비장과 위장에 에너지의 쏠림이 지속되어 위장 바로 위쪽에 있는 간장에까지 그 에너지가 전달되게 되면 식욕이 늘고 살이 찌게 된다. 이는 간장이 전달되는 에너지에 의해 팽창되어 지나치게 왕성한 활동을 하게 됨으로써 보다 많은 영양소를 끌어들이려 하고 또한 모으려 하게 되기 때문이다.

또한 이러한 위비의 항진으로 인해 간염 등에도 쉽게 감염되는데 더 진행되게 되면 간경화로 이어질 수도 있게 된다. 따라서 위비의 질환과 더불어 간질환은 실증으로 인한 질환으로 위장과 비장에 에너지를 공급하게 되는 TSS과 식품의 섭취는 금해야 하며, 현상치유에 있어서도 위비의 열을 끌어내리는 식품으로 처치되어야 한다.

이와는 반대로, 신장과 방광(생식기관)과 관련된 질환의 경우는 허증이 된다. 따라서 TSS의 경우 신장과 방광과 관련된 질환은 쉽게 나타날 수 있는 병증이 되겠지만 또한 그에 대한 치유도 그리 어렵지는 않게 된다.

(3) 간장과 담

모아뭉치는 金의 기운을 가지고 있는 TMF는 체질의 특성상 간이 매우 실하다. 그리고 이러한 특성으로 인해 모으는 기운 또한 너무 넘치게 되므로 소화흡수력이 왕성하며 동시에 대단한 식욕을 불러일으키기도 한다. 그러나 반면에 상대적으로 흩어지게 하는 양의 기운은 부족해 많은 영양소를 가득 담고 있는 TMF의 커다란 간장은 노폐물까지도 잘 내보내려 하지 않게 되는데, 이로 인해 간장은 더욱 습해지고 또한 노폐물까지도 남아 있게 되어 지방간은 물론이고 간염, 간경화, 간암 등 각종 간 질환의 온상이 되기 쉽다. 더욱이 음체질의 특성상 에너지의 순환성이 느려 처치의 속도 또한 더디게 진행된다. 따라서 TMF의 경우에는 예방에 주의를 기울여야 하며, 특히 감각기관이 둔한 관계로 병의 진행을 바로 느끼지 못하는 점도 감안해야 할 것이다.

이렇듯 TMF의 간장과 관련된 질환은 실증으로 생기게 되는 병증으로, 이로 인해 각종 간질환이 생기게 된다. 따라서 평소 체내에 많이 축적되어 있는 에너지를 지속적인 운동을 통해 소모시켜야 함은 기본이며, 이와 더불어 왕성한 식욕을 자제하고 TMS과 식품의 지속적인 섭취를 통해 체내의 기운을 조절하여야하며 언제나 상승기운을 지닌 심리적 상태를 지니도록 하여야 한다. 그리고 현상치유에 있어서도 간장의 열을 식혀주고 습한 것을 빼주는 식품으로 처치되어야 하며, 특히 균형적 대칭관계에 있는 폐장의 진액이 허증으로 마르게 되는 증상(폐조증)을 방지하기 위해 폐장의 진액이 윤택하도록 해야 한다.

이와는 반대로, TMS의 경우 간질환은 간장의 허증으로 생기게 되는 병증이다. 따라서 현상치유에 있어서도 간장을 보할 수 있는 TMF과 식품을 섭취하도록 처치하여 폐장의 에너지를 사 瀉 하고 간장의 에너지를 보 補 하도록 하여야 할 것이며, 예방을 위해서는 평소 심리적으로 느긋한 자세를 지니도록 하여야 한다.

(4) 신장과 방광(생식기관)

끌어내리는 水의 기운을 가지고 있는 TOW는 체질의 특성상 신장과 방광의 기운이 강하다. 그러나 이와는 반대로 위비의 기운은 허해 소화력은 떨어지게 된다. 그리고 떨어지게 된 소화흡수력으로 인해 신체의 에너지 또한 부족하게 되어 간장의 기능이 약하고 간장과 이웃해 있는 비장과 위장에는 한기 寒氣 가 있게 된다. 따라서 체내에 음기가 많은 TOW의 경우 간장은 습하고 차가우며 그 기능 또한 활성화되지 못해 면역체계가 약하게 된다.

이렇듯 TOW에 있어서의 질환은 위비의 허증으로 나타나게 되는 병증으로, 따라서 현상치유에 있어서도 TSS과 식품을 섭취하도록 처치하여 水의 기운을 관장하고 있는 신장과 방광의 에너지는 사 瀉 하고 위비의 에너지는 보 補 하도록 하여야 할 것이며, 예방을 위해서는 심리상태를 늘 활달하게 하도록 해 소화흡수력을 먼저 키워야 할 것이다. 한편, TOW의 경우 기능의 비활성화로 인해 간염에 걸리기 쉽고 잘 먹지 않아도 지방간이 되기 쉬우며 그것이 지속되면 간경화로 발전하게 된다.

그러나 이러한 허증과는 반대로 신장과 방광과 관련된 질환은 실증으로 나타나게 되는데, 특이한 점은 TOW에 있어서 실증은 잘 나타나지 않는다는 것이다. 이는 QWT 특유의 성정 때문인데 이러한 특유의 성정은 水기운의 특성이기도 하다.

이렇듯 인체의 장부는 겉으로 보기에는 독립되어 있고 각각 자기 고유의 기능과 역할을 독자적으로 하고 있는 것처럼 보이지만, 그 기능을 함에 있어서 각각의 장부들은 서로 상호작용과 대화작용을 통해 종합적이고 유기적으로 활동하고 있는 것이다. 따라서 각 장부의 실증과 허증을 통한 현상치유에 있어서 유의할 점은 한쪽 장부만을 생각하고 치료하려해서는 안된다는 것이다. 정확한 ANS를 통한 처치가 이루어 질 때만이 비로소 균형관계를 통한 현상치유가 이루어지게 되는 것이다. 따라서 만약 이러한 현상처치의 원리를 벗어나게 된다면 현상체질론에 의한 정확한 치유가 이루어지지 않게 됨은 물론 설사 처치가 되더라도 재발을 막지 못하게 되는 치료의 수준에 머무르게 되는 것이다.

얼굴 부위에 있어서의 실증과 허증

현상체질 TCP 론에 근거해 얼굴 부위 및 감각기관 그리고 이와 관련된 장부는 각 기운별로 다음과 같이 분류된다.

TMS	폐장	귀	눈썹 위에서 정수리까지
TSS	비장	눈	눈과 광대뼈 부위
TMF	간장	코	코와 볼
TOW	신장	입	입과 턱

그리고 이에 따른 감각기관별 질환에 대한 실증과 허증은 다음과 같다.

(1) 귓병

귀는 TMS로 폐장이 주관하며 폐기능의 허실에 따라 귀의 기능 또한 좌우된다. 그리고 귀와 관련된 질환은 귀에 기운이 넘쳐서 생기게 되는 실증과 이와는 반대로 기운이 부족하여 생기게 되는 허증으로 구분된다. 따라서 TMS의 경우에 있어서의 귓병은 실증이 되는 것이며, TOW와 TSS에게는 고치기 쉬운 일시적인 허증이 된다.

귓병에 대한 예방으로, TMS의 경우 폐장의 기운이 넘치지 않도록 해야 하고, TMF는 간의 열이 폐를 마르게 하지 않도록 해야 귀가 건강해지고 혹 병에 걸리더라도 병이 잘 치료되며 재발되지도 않게 된다. 또한 귀지를 파낼 때 상처를 입히거나 전염되지 않도록 주의하여야하며 귀에 물이 고이지 않도록 유념하도록 한다.

(2) 눈병

눈병은 모든 사람에게 생길 수 있으나, 특히 TSS의 경우에 있어서 실증으로 생기게 되는 것이 가장 문제가 심각하다. 그리고 다음으로는 TOW의 경우에 있어서 허증으로 오게 되는 눈병이다. 따라서 비장의 기능이 정상이 아닐 때 눈은 면역 체계가 깨어져 저항력을 잃게 되고 각종 세균이 쉽게 서식할 수 있게 된다.

비장에 열이 넘치게 되면, 그 열은 눈으로 솟구쳐 안압 眼壓 을 높이게 되고 항진된 에너지에 의해 동공과 각막은 팽창되고 이완되게 된다. 따라서 이때 세균은 좋은 서식처를 찾게 되는데, 이 상태가 지속되면 검은자위 부분이 커지게 되고 녹내장 glaucoma 을 일으키게 된다. 이렇듯 녹내장은 비장의 열기에 의해 TSS의 실증이 된다.

이와는 반대로 비장에 한기 寒氣 가 넘치게 되면 상대적으로 양기가 부족하게 되어 비장의 기능이 약해진다. 이때에는 눈 또한 에너지의 공급이 원활하지 않게 되어 눈이 침침해지고 면역기능이 약해져 세균이 침투하게 된다. 그리고 이렇게 지속되는 한기에 동공이 수축되면 흰자위가 커져서 눈을 덮기 시작하게 되는데, 이를 백내장 cataract 이라고 한다. 이렇듯 백내장은 비장의 한기에 의해 생기게 되는 TOW의 허증이 된다.

(3) 콧병

콧병은 TMF에게 있어서 잘 생기며 체질적으로 또한 잘 고쳐지지 않는다. TMF은 간기능이 실하여 코에 에너지가 넘치게 전달된다. 따라서 TMF의 콧병은 실증이 되는 것이다. 코는 TMF로 간이 주관하므로 간 기능의 허실 虛實 에 따라 코의 기능이 좌우된다. 그러하기에 간의 기운이 실한 TMF의 콧병은 실증이 되고, 간의 기운이 허약한 TMS의 콧병은 허증이 된다. 따라서 TMS는 간의 기운을 보 補 해야 하고, TMF는 간의 기운이 넘치지 않도록 해야 한다.

그러나 TSS와 TOW의 경우에는 일시적인 비염이나 혹은 알레르기성 비염이 많다. 그러므로 TSS와 TOW의 경우에는 알레르기에 의한 비염을 먼저 주의해야 한다. 특히 축농증의 예방으로는 먼저 콧속에 콧물이 차게 되면 즉시 풀어내야 하고 코가 막힌다고 입으로 숨을 쉬어서는 안된다. 이는 코로 숨을 쉼으로써 코에 공기유통이 잘 되게 해야 하기 때문이다. 더욱이 코는 알러지성 물질에 예민한 부위이므로 체질별 알러지와 관련된 물질에 주의를 기울여야 하며, 이와 더불어 자신의 체질에 맞는 식품으로 음식을 조절해야 함은 물론이다.

(4) 입병

TOW인 신장이 주관하고 있는 입과 관련된 질환은 TOW의 경우 실증이 되고, 신장의 기능이 약한 TSS에게 있어서는 허증이 된다. 특이한 점은 양체질에게 있어서 다른 감각기관의 병증은 실증이 고치기 어려우나 입병만은 TSS의 경우 허증이 잘 낫지 않고 또한 재발하기가 쉽다는 점이다. 이는 TSS 특유의 성정 때문인데, 이 또한 水기운의 특성이기도 하다.

이렇듯 인체의 건강이란 실증과 허증의 이해와 더불어, 결국은 체질의 기운과 체내에 섭취되어 인체에 영향을 미치게 되는 식품의 기운이 서로 조화를 이루게 될 때 비로소 달성되는 것이다.

히포크라테스의 외침

모든 질병의 원인은 우리가 먹고 있는 음식이라고 주장하는 분들이 있다. 우리 몸속으로 들어가는 것들이 바로 우리 몸속에서 생체작용을 하게 되는 원인자라는 단순한 논리로 볼 때, 이는 매우 수긍이 가는 말이다.

모든 음식은 영양작용과 약리작용 그리고 식이작용을 한다고 한다. 그러나 이러한 작용들이 각각 어떻게 이루어지고 또 어떤 영향을 미치는지에 대해서는 아직 모두 밝혀지지는 않았다고 한다. 어떤 음식과 어떤 음식은 서로 극(剋)이 되어 문제를 일으키는 경우도 있고, 반면 어떤 음식과 어떤 음식은 서로 생(生)이 되어 승수효과를 발생하는 경우가 있다. 또한 어떤 체질은 어떤 음식이 약이 되는 경우가 있는 반면에, 어떤 체질의 사람은 어떤 음식만 먹으면 탈이 나는 경우가 있다.

이렇듯 식품은 영양의 공급원이자 우리의 몸을 지켜주는 약이기도 하다. 그래서 우리의 옛 선조들은 食藥同源(식약동원)이라 했다. 그러나 이러한 식품에 대한 인식은 동양에서만 있었던 것은 아니다. 의사의 아버지라고 하는 히포크라테스가 바로 그러하다. 히포크라테스는 '음식으로 고치지 못하는 병은 약으로도 고칠 수 없다.'라고 주장했다고 한다. 이는 동양에서 주장하고 있는 '음식은 만병의 근원이자 만병의 치료법이다.'라는 주장과도 같은 외침이다. 아마도 이는 진리이기 때문에 비록 물질에 대해 바라보는 시각은 서로 다를지라도 그 원인에 대해서는 같을 수밖에 없었던 것이었나 보다.

제2장
장부(臟腑)와 건강

현상치유 HBP 에 있어서 신체기관에 대한 기운의 분류는 필수불가결한 사항이다. 특히 장부는 모든 인체의 기운을 통괄하고 있는 신체기관이기에, 각 장부의 기운에 대해 분류하고 이에 따른 처치가 이루어져야 할 것이다.

현상체질론 TCP 에 따르면 각 장부의 기운은 다음과 같다.

폐장	솟구치는 木의 기운을 가지고 있는 양의 큰 장기가 된다.
비장	흩어지는 火의 기운을 가지고 있는 양의 작은 장기가 된다.
간장	모아뭉치는 金의 기운을 가지고 있는 음의 큰 장기가 된다.
신장	끌어내리는 水의 기운을 가지고 있는 음의 작은 장기가 된다.
심장	전체를 관장하는 土의 기운을 가지고 있는 장기가 된다.

그리고 이를 각 체질별로 허실의 관계를 살펴보면 다음과 같다.

기운＼관계	실(實)	허(虛)
TMS	폐장과 대장	간장과 담
TSS	비장과 위장	신장과 방광
TMF	간장과 담	폐장과 대장
TOW	신장과 방광	비장과 위장

이렇듯 각 기운별로 구성되어 있는 음양의 장부는 상호간에 긴밀한 관계를 가지고 있다. 앞서 〈현상체질편〉에서 살펴본바와 같이 이들 음양의 관계는 먼저 현상작용을 하게 되는 양 陽 이 현상활동을 하게 되는 음 陰 을 주동하게 된다.

따라서, 현상체질론 TCP 에서는 다음과 같이 각 장부 간의 관계성을 정립하여, 현상본초를 통해 현상치유가 달성하도록 활성식이시스템 (ANS activated-nutrition nourishing system 활성식을 함에 있어서 보다 체계적인 처치가 될 수 있도록 시스템화한 것)를 체계화하였다.

기운	장부	
	양(陽)	음(陰)
TMS	대장	폐장
TSS	위장	비장
TMF	담	간장
TOW	방광	신장

1. 폐 / 대장

솟구치는 木의 기운을 가지고 있는 TMS의 경우에는 튼실한 폐와 대장을 가지게 된다. 따라서 木기운의 식품을 통해 실증을 가지게 되는 반면 金기운의 식품을 통해 허증을 처치할 수 있게 된다. 또한 TMS의 큰 장기인 폐와 함께 구성되어 있는 대장은 각각 피부와 모발 그리고 어깨를 주관하고 있으며, 간담과 대칭의 관계를 가지고 있기 때문에 이들 장기와의 허실정도를 살펴 현상치유를 이룰 수 있다.

2. 비장 / 위장

흩어지는 火의 기운을 가지고 있는 TSS의 경우에는 매우 건실한 비장과 위장을 가지게 된다. 따라서 火기운의 식품을 통해 실증을 가지게 되는 반면 水기운의 식품을 통해 허증을 처치할 수 있게 된다. 또한 TSS의 작은 장기인 비장과 함께 구성되어 있는 위장은 췌장을 주관하고 있으며, 신장 및 방광과 대칭의 관계를 가지고 있기 때문에 이들 장기와의 허실정도를 살펴 현상치유를 이룰 수 있다.

하기작용

가슴부위에 열이 차게 되면 견비통이 생기고 목 뒷부분이 늘 땡기게 된다. 그리고 머리는 항상 뜨거워 두통에 시달리게 된다. 반면에 하복부의 경우에는 상대적으로 차가워 설사가 반복되고 심지어 손발까지 차가워진다. 이런 경우에 하복부를 따뜻하게 만드는 반신욕(또는 족욕)과 함께 치솟고 흩어지는 양기운을 끌어내려주는 작용을 하게 되는 활성식을 하게 되면 훌륭한 치유효과를 얻을 수 있다.

보리밥, 미나리, 냉이, 우엉, 근대, 아욱, 상추, 돼지고기 등 기운이 차가운 음기운의 음식, 즉 겨울기운과(TOW) 식품들은 비위에 있는 열기를 하복부로 끌어내리게 한다. 이를 하기작용(下氣作用)이라고 하는데, 한국인의 상당수를 차지하는 여름체질(TSS)에게 있어서 이러한 식품의 섭취는 신체를 균형있게 만든다.

이렇듯 양체질의 경우 수승화강(水昇火降 배는 언제나 따뜻하게 하고 가슴 위 부분은 늘 시원하게 해주는 것)의 유지를 통해 두통이나 견비통 그리고 뻐근한 목 나아가 목디스크 등으로부터 자유로워질 수 있는 것이다.

참고로, 무좀이나 발 다리 등이 저린 것도 결국은 이와 같이 신체 전체의 균형이 깨어진데서 비롯된 것이다. 기혈의 순환이 잘되지 못하게 되면 각종 영양분과 산소를 발끝까지 잘 전하지 못하게 되는데, 특히 무좀의 경우 이러한 취약지구에 무좀균이 붙게 되면 그것이 무좀이 되는 것이다.

3. 간장 / 담

모아뭉치는 金의 기운을 가지고 있는 TMF의 경우에는 튼실한 간장과 쓸개를 가지게 된다. 따라서 金기운의 식품을 통해 실증을 가지게 되는 반면 木기운의 식품을 통해 허증을 처치할 수 있게 된다. 또한 TMF의 큰 장기인 간장과 함께 구성되어 있는 담은 몸의 항상성을 주관하고 있으며, 폐장 및 대장과 대칭의 관계를 가지고 있기 때문에 이들 장기와의 허실정도를 살펴 현상치유를 이룰 수 있다.

4. 신장 / 방광

끌어내리는 水의 기운을 가지고 있는 TOW의 경우에는 매우 건실한 신장과 방광을 가지게 된다. 따라서 水기운의 식품을 통해 실증을 가지게 되는 반면 火기운의 식품을 통해 허증을 처치할 수 있게 된다. 또한 TOW의 작은 장기인 신장과 함께 구성되어 있는 방광은 부신피질을 주관하고 있으며, 비장 및 위장과 대칭의 관계를 가지고 있기 때문에 이들 장기와의 허실정도를 살펴 현상치유를 이룰 수 있다.

5. 심장

우리 몸 전체의 균형을 주관하는 土의 기운을 가지고 있는 심장은, 변화작용을 수행하기 때문에 네 개의 부분으로 나뉘어 솟구치는 기운과 흩어지는 기운 그리고 모아뭉치는 기운과 끌어내리는 기운을 모두 가지고 있다.

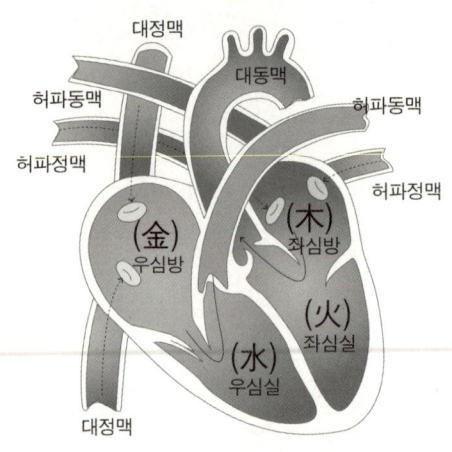

〈심장의 구분〉

- 솟구치는 기운 - 木의 기운 - 좌심방 - TMS
- 흩어지는 기운 - 火의 기운 - 좌심실 - TSS
- 모아뭉치는 기운 - 金의 기운 - 우심방 - TMF
- 끌어내리는 기운 - 水의 기운 - 우심실 - TSS

따라서 심장의 경우에는 다음과 같은 각 기운별 관계를 통한 장기와의 허실정도를 살펴 현상치유를 이룰 수 있게 된다.

기운＼관계	실(實)	허(虛)
TMS	좌심방	우심방
TSS	좌심실	우심실
TMF	우심방	좌심방
TOW	우심실	좌심실

 이러한 각 장부와 체질과의 관계가 중요한 것은, 이들의 건강상태가 처치 대상자 각자의 체질과 현상체질론에 근거한 현상본초에 의하기 때문이다. 모든 병은 균형의 어긋남 다시 말해서 장부 간의 균형관계가 깨지게 됨에서 비롯된다. 본래 인체의 모든 장부는 상호간에 있어서 대칭과 균형을 유지하면서 활동하게 되도록 조성되었다. 그런데 어떤 나쁜 조건이 생겨 장부와 장부 그리고 기관과 기관들 사이에 균형이 어긋나게 되어 대칭을 이루지 못하게 되면 그때부터 병이 생기게 되는 것이다.

 따라서 건강과 치유에 있어서 가장 중요한 것은 각 장부 상호간에 있어서 균형의 축을 이루고 있는 TMS 장부(폐장과 대장)와 TMF장부(간장과 쓸개) 그리고 TSS장부(비장과 위장)와 TOW 장부(신장과 방광)와의 균형과 그들 전체의 균형과 조화인 것이다. 이것이 현상체질론에 있어서의 치유의 원리가 된다.

 예를 들어, 체내 TMS 장부인 폐장과 대장은 노폐물을 내보내는 장부인데, 이는 혈과 영양소를 모으는 간장과 쓸개와 균형적 대칭관계 Balanced symmetric relation 를 이루고 있다. 따라서 이들 장부들은 서로 균형을 유지해야 한다. 또한 TSS 장부인 비장과 위장은 열을 내는 소화기관인데, 이는 물을 다스리는 신장과 방광과의 균형관계를 이루고 있어 이 양쪽이 서로 조화를 유지해야 정상적인 기능을 발휘할 수 있는 것이다.

나아가서 솟구치는 TMS인 폐장과 대장, 모아뭉치는 TMF인 간장과 쓸개, 팽창하는 TSS인 비장과 위장, 응축시키는 TOW인 신장과 방광, 이러한 네 가지의 음양의 장부가 서로 조화를 이루게 될 때 인체는 최상의 조건을 갖추게 되는 것이다. 만일 이들 태소음양의 장부 중에서 어느 한쪽의 균형이 무너지기 시작하면 그로 인해 나머지 장부마저 균형을 잃게 된다. 그리고 그러한 불균형의 상태가 장기화 되게 되면, 면역기능이 항진되어 나타나게 되는 자기면역질환이 되는 것이다.

현상체질론 TCP 에 근거한 각 장부의 균형적 대칭관계를 살펴보면 다음과 같다.

양기운		균형적 대칭관계		음기운	
TMS	양장부	대장	쓸개	양장부	TMF
	음장부	폐장	간장	음장부	
TSS	양장부	위장	방광	양장부	TOW
	음장부	비장	신장	음장부	

오행역수(五行易數)

    음양의 변화에 따른 오행(五行)에 대한 수(數)의 원리를 역수(易數)라고 한다. 역리(易理)의 시작의 수 1은 기(氣)의 생성원천이 되는 물(水)에서부터 시작된다. 그리고 이렇게 '시작'(生)되는 맑음의 양(陽)의 수 1은 습함의 음(陰)의 수인 6으로 '완성'(成)된다. 그러하기에 자연의 변화원리를 밝힌 역수에서 모아지는 水의 수리는 6(음중음)이 되며, 모아진 물에 수압이 생겨 상대적으로 튀어나가려는 양성의 기운을 얻은 水의 수리는 1(음중양)이 되는 것이다.

    이러한 역수의 원리는 우리의 몸 안에서도 그대로 적용이 된다. 체내로 유입된 물은 양성화 작용을 거치면서 혈액이 되는데, 이때의 비중은 1/6로 변화하게 되어 온 체내를 가볍게 돌아다닐 수 있게 된다. 만약 혈액이 변화하지 않고 물과 같은 비중을 가지게 된다면 인체는 존재하기가 쉽지 못할 것이다. 왜냐하면 현재 우리들의 심장의 능력으로는 이를 도저히 순환시키지 못할 것이며, 혹여 순환시키게 된다고 한다면 심장의 크기는 아마 흉곽을 가득 채울 정도로 커야 할 것이기 때문이다.

    또한 막힘으로 '시작'(生)되는 음(陰)의 수인 2의 경우도 건조함의 양(陽)의 수인 7로 '완성'(成)되는데, 이에 따라 팽창하고 흩어지는 火의 수리는 7(양중양)이 되며 흩어진 화기를 응축시키려는 음성의 기운을 얻게 되는 火의 수리는 2(양중음)이 되는 것이다.

    그리고 치솟음으로 '시작'(生)되는 양(陽)의 수인 3의 경우도 부드러움의 음(陰)의 수인 8로 '완성'(成)되는데, 이에 따라 솟아나는 양기가 치솟게 되는 木의 수리는 3(양중양)이 되며 솟아 오른 양기에 물이 차오르게 되는 음성의 기운을 얻으면 木의 수리는 8(양중음)이 되는 것이다.

마지막으로 끌어당김으로 '시작'(生)되는 음(陰)의 수인 4의 경우도 강함의 양(陽)의 수인 9로 '완성'(成)이 되는데, 이에 따라 외부의 차가운 음기를 모아 양기를 둘러싸게 되는 金의 수리는 4(음중음)가 되며 응축되어 단단히 모아지게 되는 양성의 기운을 얻은 金의 수리는 9(음중양)가 되는 것이다.

그러하기에 전체의 장부를 대표하고 관장하는 심장의 경우, 다음과 같이 네 개의 음양장부와 유기적인 관계를 지니며 활동할 수 있도록 하나의 장부에 네 개의 기운이 동시에 존재하게 된다.

우심방(金)	인체의 각 부위에 나가 있던 피를 다시 모두 모으는 가을 기운(TMF)의 작용을 하게 된다.
우심실(水)	우심방에서 모이는 피를 아래로 끌어내려 다시 허파로 보내는 봄을 준비하는 겨울기운(TOW)의 작용을 하게 된다.
좌심방(木)	허파에서 돌아온 맑은 피를 활력 있는 좌심실로 보내는 봄기운(TMS)의 작용을 하게 된다.
좌심실(火)	왕성한 힘으로 대동맥을 통해 인체의 전체로 힘차게 쏘아 보내는 여름기운(TSS)의 왕성한 양기활동을 하게 된다.

그리고 겉과 속 즉 바깥쪽이 있으면 안쪽이 있어 음양의 균형을 맞추고 있듯이, 첨판(尖瓣)의 수에 있어서도 우측 음(陰)의 부위에는 양의 역수(易數)인 삼첨판(tricuspid valve)이 존재하게 되고, 좌측 양(陽)의 부위에는 음의 역수(易數)인 이첨판(mitral valve)이 형성되게 된 것이다. 이러한 오행과 역수의 관계를 사상의 특성과 함께 음양으로 도식화해보면 다음과 같다.

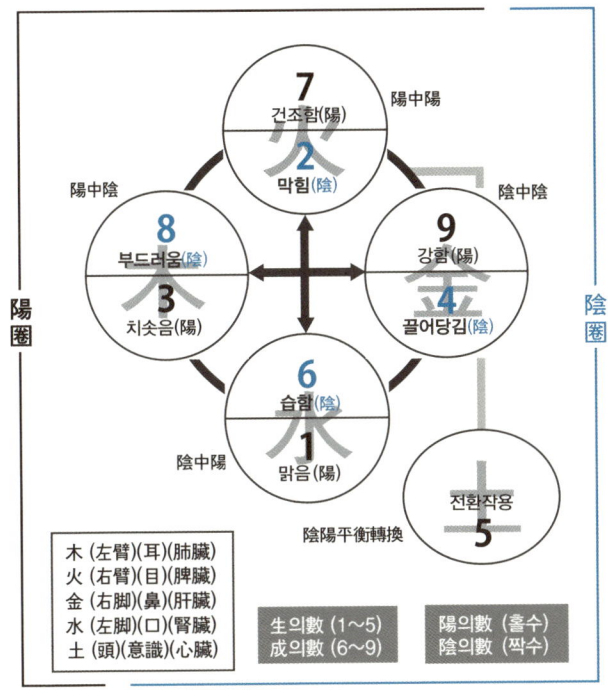

〈사상과 오행역수〉

제3장

감각기관과 건강

현상치유 HBP 에 있어서 감각기관에 대한 기운의 분류는 장부 다음으로 중요한 사항이다. 왜냐하면 감각기관은 인체의 마음(귀와 눈)과 몸(코와 입)에 직접적인 영향을 주고 있는 신체기관이기에, 어떤 나쁜 조건이 생겨 서로의 기운이 어긋나게 되면 각 기관의 기운에 대한 분류는 이에 따른 처치를 하기 위한 요건이 되기 때문이다.

현상체질론 TCP 에 따르면 각 감각기관의 기운은 다음과 같다.

귀	솟구치는 木의 기운을 가지고 있는 마음을 주관하는 기관이 된다.
눈	흩어지는 火의 기운을 가지고 있는 마음을 주관하는 기관이 된다.
코	모아뭉치는 金의 기운을 가지고 있는 몸을 주관하는 기관이 된다.
입	끌어내리는 水의 기운을 가지고 있는 몸을 주관하는 기관이 된다.

그리고 이를 각 체질별로 허실의 관계를 살펴보면 다음과 같다.

기운＼관계	실(實)	허(虛)
TMS	귀	코
TSS	눈	입
TMF	코	귀
TOW	입	눈

이렇듯 각 기운별로 구성되어 있는 감각기관은 다음과 같이 각 기운별로 각각의 장부와 연결되어 있다. 따라서 현상체질론에서는 각 기관간의 관계성을 정립하여, 현상본초를 통해 현상치유가 이루어질 수 있도록 체계화하였다.

기운＼기관	감각기관	장부
TMS	귀	폐장
TSS	눈	비장
TMF	코	간장
TOW	입	신장

1. 귀

폐에 의해 귀가 주관되고 있음에 따라, 폐 기능의 허실에 따라 귀의 기능 또한 좌우된다. 따라서 같은 중이염이라 하더라도 폐장이 실한 TMS에 있어서의 중이염은 실증이 되고, 상대적으로 허한 TMF에 있어서의 중이염은 허증이 된다. 이렇듯 귀와 관련된 병증은 TMS의 폐장과 TMF의 간장간의 균형이 장기간 어긋나서 생기게 된다.

2. 눈

눈은 비장의 기능과 밀접한 관계를 가지고 있다. 비장에 의해 눈이 주관되고 있음에 따라, 눈의 기능은 비장 기능의 허실에 따라 또한 좌우되게 된다. 따라서 같은 눈과 관련된 질환이라 하더라도 비장이 실해 눈으로 전달되는 에너지가 왕성한 TSS에 있어서의 질환은 실증이 되고, 상대적으로 허한 TOW에 있어서의 질환은 허증이 된다. 이렇듯 눈과 관련된 병증은 TSS의 비장과 TOW의 신장간의 균형이 장기간 어긋나서 생기게 된다.

3. 코

코는 간장에 의해 주관되고 있다. 그리고 간장 기능의 허실에 따라 코의 기능 또한 좌우된다. 따라서 같은 비염이라 하더라도 간장이 실한 TMF에 있어서의 비염은 실증이 되고, 상대적으로 허한 TMS에 있어서의 비염은 허증이 된다. 이렇듯 코와 관련된 병증은 TMF의 간장과 TMS의 폐장간의 균형이 장기간 어긋나서 생기게 된다.

4. 입

신장 및 방광의 기능과 밀접한 관계를 가지고 있는 입은 이들 장기의 허실에 따라 그 기능 또한 좌우된다. 따라서 같은 입병이나 치아의 부실이라 하더라도 신장이 실한 TOW에 있어서는 실증이 되고, 상대적으로 허한 TSS에 있어서는 허증이 된다. 이렇듯 입과 관련된 병증은 TOW의 신장 및 방광과 TSS의 비장간의 균형관계가 장기간 어긋나서 생기게 된다.

이러한 각 감각기관과 장부 그리고 각 체질별 기운과의 관계가 중요한 것은, 이들의 건강상태가 처치 대상자 각자의 체질과 현상치유에 있어서의 방법이 되는 먹거리 즉 현상본초에 의하기 때문이다.

나아가 현상치유에 있어서의 건강여부에 대한 판단은 머리부위에 위치하고 있는 귀, 눈 코, 입의 감각기관은 물론이고, 팔다리와 같은 신체기관과 전체의 내부 장부를 관장하고 있는 심장을 통해서도 나타나게 되는데, 이는 신체를 구성하고 있는 모든 기관 역시도 알고 보면 위의 네 가지 음양장부의 허실에 따라 건강상태를 유지하게 되기 때문이다.

이러한 현상체질론에 따른 분류에 따라 신체의 각 기관에 대한 태소음양을 살펴보면 다음과 같다.

기운	신체 기관		
	심장	팔다리	손가락
TMS	좌심방	왼쪽 팔(左臂)	둘째 손가락(頭指)
TSS	좌심실	오른쪽 팔(右臂)	셋째 손가락(中指)
TMF	우심방	오른쪽 다리(右脚)	넷째 손가락(藥指)
TOW	우심실	왼쪽 다리(左脚)	다섯째 손가락(季指)

뼈와 체질

　뼈는 골수를 통해 우리 몸에 필요한 피를 생산하는 곳이다. 그러나 처음부터 이러한 작용을 하게 된 것은 아니다. 처음 어머니의 뱃속에서 생명이 잉태되어 뼈가 생기기 전에는 비장에서 피를 생산하게 된다. 그러나 그 후 뼈가 생성되게 되면서부터 이러한 기능은 뼛속의 골수로 이전이 된다. 골수의 양은 성인의 경우 2-3kg정도가 된다고 한다. 그리고 이곳에서 혈액의 주요 구성분인 적혈구와 백혈구와 혈소판 등이 생산되게 된다. 그리고 이곳에서 양질의 혈액이 생산되게 될 때, 인체에 있어서의 면역기능은 제 기능을 발휘할 수 있게 된다.

　따라서 체내에 불균형이 장기화되어 골수가 비게 되면, 이러한 면역기능을 담당하게 되는 면역세포가 잘 생성되지 못할뿐더러 질도 그다지 좋지 않게 된다. 특히 이러한 불균형은 체질에 따라 극명하게 특징지어 나타나게 된다. 여름기운(TSS)의 대표적인 동물인 소와 겨울기운(TOW)의 대표적인 동물인 돼지의 경우를 볼 때, 체질에 따른 뼈와 골수에 대한 차이를 확연히 알 수 있다. 서로 같은 크기의 뼈를 같은 세기의 불로 고아보면, 이들의 차이는 확연하게 나타나게 된다. 소뼈의 경우는 6시간 정도면 뼈 속의 모든 물질들이 빠져나와 마치 벌집처럼 된다. 그러나 돼지의 경우는 20시간이 지나도 내용물이 모두 우러나지도 않고 뼈도 벌집처럼 되지 않는다.

　이는 골밀도의 차이 때문이다. 다시 말해서 각 기운의 차이 때문에 나타나는 현상이다. 이러한 기운의 특징은 뼈에서만 나타나고 있는 것은 아니다. 육질에 있어서도 그러한 밀도의 차이를 나타낸다. 그래서 불판에 소고

기를 얹으면 금방 익게 되지만, 돼지고기의 경우에는 상당한 시간을 요하게 되는 것이다. 골수의 경우도 마찬가지이다. 골수는 체내에 쌓인 영양소 중에서 가장 귀한 진액들만이 합쳐져서 만들어지게 되는데, 이 때 작용하는 기운이 모아뭉치는 기운이다. 따라서 이러한 기운이 부족하게 되면 골수가 잘 만들어지지 않게 된다.

이렇듯 뼈나 골수는 체질에 따라 각기의 특성을 나타내고 있으며, 또한 그에 대한 허실을 가지고 있다. 이를 쉽게 이해해보기 위해 각 기운의 동물들을 통해 살펴보면 다음과 같다.

봄기운(TMS)	이들은 내부에 치솟는 기운이 넘치기 때문에 뼈는 가늘고 길게 자라게 된다. 그리고 뭉치는 기운이 부족해 뼛속은 약하고 골수도 부족하다. 기린, 말, 사슴 등이 이에 속하는데, 기린의 경우를 보면 때로 물을 먹다가 넘어지는 수가 있는데 이때 뼈를 다쳐 못 일어나는 경우가 많다. 결국은 키에 비해 약한 뼈 때문에 사자나 하이에나의 밥이 된다. 그리고 말은 평소에 잘 달리지만, 넘어져 뼈를 다치면 다시 붙기가 어렵다. 그래서 그렇게 다친 말은 도축해 버리게 된다.
여름기운(TSS)	소와 양 등이 이에 속하는데, 이들은 체내에 팽창하는 기운이 넘치기 때문에 뼈의 밀도도 성글어 골수도 가득 차지 못한다. 언뜻 보기에는 굵고 튼튼하게 보이지만, 실상은 그 밀도가 충실하지 못해 오래되면 골다공증이 생길 수밖에 없다.

가을기운(TMF)	이들은 체내에 안으로 모아뭉치는 기운이 넘치기 때문에 뼈가 튼튼할 뿐 아니라 골수도 가득 차게 된다. 그러나 상대적으로 치솟는 기운이 부족해 몸통이나 체중에 비해 뼈가 길게 자라지 못한다. 이에 속하는 동물들이 곰과 호랑이 등인데, 이런 뼈를 가지고 있기에 이들은 육중한 체구를 지니고도 가볍게 다니며 대단한 힘을 발휘할 수 있는 것이다.
겨울기운(TOW)	돼지나 토끼 그리고 캥거루 등이 이에 속하는데, 이들은 체내에 응축되는 기운이 넘치기 때문에 뼈의 밀도가 매우 조밀하고 찐득찐득하다. 그리고 골수도 가득하다. 그러나 상대적으로 팽창하는 양기가 부족해서 뼈를 감싸고 있는 인대나 근육이 약하다. 따라서 체중에 비해 힘은 가을기운의 동물보다 다소 미흡하게 된다.

이러한 각 기운별 체질적 특성은 사람에게도 마찬가지이다.

봄체질(TMS)	체질의 특성상 뼈는 튼튼하지 못하지만 대체로 체중이 가벼워 관절에 큰 무리를 받지 않게 된다.
여름체질(TSS)	끌어 모아내리는 기운이 부족해 연골은 약하게 생성되지만 강한 근력으로 뼈를 지탱해주고 있다.
가을체질(TMF)	끌어 모아내리는 기운이 부족해 연골은 약하게 생성되지만 강한 근력으로 뼈를 지탱해주고 있다.

현상치유(現象治癒) 177

| **겨울체질(TOW)** | 체내 에너지가 활성화되지 않아 근력은 약하나 끌어 모아내리는 기운 때문에 각종 연골은 튼튼하게 생성 되게 된다. |

따라서 이러한 체질적 특성의 규명은 현상치유에 있어서 일반적인 뼈관련 질환(면역질환, 소삭증과 골다공증, 관절염과 류머티즘, 오십견 등)에 대한 원천적인 처치를 가능하게 할 것이다.

제4장
치유의 법칙

1. 치유의 구성요소

인생을 살아가는 동안 가장 큰 소망이라면 이는 무병장수일 것이다. 이에 대해 동서고금으로 많은 연구와 분석 그리고 실천이 이어져 왔다. 그러나 이러한 인간의 소망을 이루게 하는 만능의 해결책은 없었다. 다만, 건강과 치유에 관한 여러 요인들이 서로 어우러졌을 때 비로소 큰 병 없이 천수를 누리다가 평안하게 영혼으로 돌아갈 수 있었다.

그간의 연구와 분석 그리고 실증된 결과를 바탕으로 하여 인류가 얻을 수 있게 된 건강과 치유에 대한 여러 요인들을 종합해보면 총 여덟 가지로 나타나게 된다. 이를 치유의 구성요소 Component of healing 라고 하는데, (1) 식품 Nutrition (2) 운동 Exercise (3) 물 Water (4) 햇빛

Sunlight (5) 절제 Temperance (6) 공기 Air (7) 휴식(수면) Rest (8) 신뢰하는 마음 Trust 등이 그것이다.

1) 식품

치유의 구성요소로서의 식품 Nutrition 이란 활성식(活性食 ANN)을 통한 충분한 영양의 섭취를 말한다. 모든 식품은 영양기능과 약리기능 그리고 식이기능을 가지고 있다. 따라서 이러한 각 기능들이 잘 발현될 수 있도록 체질에 따라 각 기운별로 분류된 식품들을 올바르게 섭취하도록 하면 큰 효과를 볼 수 있게 된다.

그리고 식품을 통해 이루어지게 되는 이러한 치유의 효과를 활성식 효과 activated-nutrition nourishing effect 라고 하는데, 이는 각 체질별로의 적절한 식품의 조성을 통해 항상성과 면역성을 활성화시켜 건강과 치유가 이루어지게 하는 작용을 말한다. 한편 이러한 활성식 효과가 잘 발현될 수 있도록 ANS(activated-nutrition nourishing system)를 통해 치유의 과정이 이루어지게 된다.

특히 식품은 치유의 구성요소들 중에서 가장 큰 영향력을 나타내고 있다. 이는 다른 요소들은 본능적인 수행만으로도 건강에 큰 무리까지는 오게 하지 않지만, 식품의 경우에는 잘못된 섭취로 병증에 대한 노출은 물론 더 악화될 수도 있기 때문이다. 이렇듯 각 기운에 따라 적절하게 섭취되는 체질식품은 건강과 치유에 관련된 구성요소 중 그 효과에 있어서 가장 강력하게 나타나게 되는 요소가 된다.

올바른 섭생

　TV 등 미디어에서 뉴스의 초점이 되는 인물들의 체형들을 보면 대체로 균형이 잘 잡혀있는 것을 볼 수 있다. 뚱뚱하면 뚱뚱한대로 마르면 마른대로 대체로 자신들의 균형을 유지하고 있다. 이렇듯 체형이 균형 잡혀있다는 것은 관심 또한 균형 있게 기울일 수가 있다는 것을 의미한다. 또한 관심을 균형 있게 기울일 수가 있다는 것은 곧 종합적인 판단을 올바로 할 수 있는 가능성이 높다는 것을 의미한다. 그러하기에 상대적으로 높은 지위에서 종합적인 판단을 해야 하는 역할을 맡게 되었을 것이다.

　그러나 체형의 균형이 깨져있다는 것은 이미 5장 6부 중에 어떤 장부인가의 균형이 깨져있다는 것을 의미한다. 가령 눈에 안압이 걸려있다면 양인들에게는 위비에 열이 넘쳐 신장이 약해졌음을 의미하는데, 신장이 약해지게 되면 허리뼈의 균형도 깨지게 되어 디스크 증세로 발전하게 되는 것이다. 한편 겨울체질(TOW)의 경우에는 양의 기운이 현저히 약화되면 소화력이 급속히 떨어져 영양 상태에 균형이 깨지게 되고 몸이 왠지 처지게 되는 것을 경험하게 된다.

　이렇듯 인간은 이미 몸과 마음이 불균형한 조건 속에서 생활하게 되는데, 그나마 가장 균형에 가까운 상태를 유지하는 것을 건강하다고 한다. 몸의 균형은 마음의 균형이 필요조건이다. 그리고 섭생은 몸의 균형에 있어 매우 중요한 요소가 된다. 우리의 코와 폐로는 천기(天氣)를 흡수하고 입과 위로는 지기(地氣)를 흡수하여 생명활동의 에너지로 사용하는데, 이때 지기는 음식물의 총체를 말한다. 그러므로 올바른 섭생(활성식)이 건강에 거의 결정적인 요소임에는 틀림이 없다.

그렇다면 올바른 섭생(攝生) 곧 활성식의 기준은 무엇일까? 이는 체질에 따른 섭생을 하는 것인데, 가령 봄체질(TMS)과 여름체질(TSS)은 음의 기운이 많은 음식을 섭취하고, 가을체질(TMF)과 겨울체질(TOW)의 경우는 양의 기운이 많은 음식을 섭취하는 것이다. 그리고 이러한 체질에 따른 올바른 섭생을 하게 될 때 비로소 이를 통해 모든 체내의 기능이 활성화되기 때문에, 이를 활성식(活性食 activated-nutrition nourishing)이라고 한다.

특히 식품에 대한 본능적인 욕구라는 것은 건강과 직결되어 있는 체질의 적절성과는 상관없이 양적으로 충족되게 되면 사라지게 되기 때문에, 오히려 체질에 따라 해가 되는 경우가 많다. 그러므로 올바른 섭생과 관련된 체질에 대한 분류기준과 음양의 기운에 대한 문제 그리고 식품의 작용성에 대한 기준과 음양기운의 많고 적음에 대한 문제 등은 현대에 살고 있는 우리들의 의문이자 숙제이기도 한 것이다.

2) 운동

치유의 구성요소로서 운동 Exercise 이란 인체의 기능에 대한 활동성을 부여해 주는 것으로, 땀을 흘릴 정도의 육체적인 활동을 말한다. 그리고 건강과 치유에 있어서 운동이 중요하고 또한 필요한 이유는 체내의 열의 발생과 산소의 공급 때문이다.

인체에 나타나게 되는 암세포에 대한 증식의 억제는 체내에서의 충분한 열의 발생을 통해 이루어지게 된다. 그리고 모든 질환에 대한 면역성을 향상시키게 되는 체세포들은 산소의 원활한 공급을 통해 활성화가 된다. 따라서 건강과 치유의 구성요소로서의 운동이란 근육을 발달시켜 주기 위한 외형적인 운동을 의미하는 것이 아니라, 자신의 체력에 알맞게 정기적이고 꾸준하게 진행되는 근력강화와 유산소운동을 말한다. 오히려 자기의 체력을 넘어서게 되는 과한 운동은 근골격계를 상하게 할 수도 있다.

그러므로 치유의 구성요소로서 운동은 근골격을 강화시켜주는 적절한 근력운동과 교감신경의 항진을 억제할 수 있는 운동 다시 말해서 부교감신경을 살리는 운동이 되어야하며, 이러한 운동이 건강과 치유를 위한 조건이 되는 것이다. 참고로 집에서 간단히 할 수 있는 6) 스트레칭도 훌륭한 운동이 될 수 있다.

---

6) 스트레칭(stretching)은 전체적인 체지방 감량을 할 수 있는 유산소운동과 무산소운동인 근력운동을 함께 병행할 수 있는 운동으로, 스트레스를 감소시키며 모세혈관을 확장시켜 혈관계 질환에 큰 효과가 있다.

최고의 운동, 등산

 면역세포의 활동이 가장 활발한 시간은 새벽 1~2시라고 한다. 그리고 암은 수면시간과 매우 밀접한 관계를 가지고 있다고 한다. 특히 유방암의 경우에 있어서는 수면과의 관계성이 매우 깊다고 한다. 만약 젊은 여성에게 있어서 유방암이 생기게 됐다면 이는 십중팔구 늦게 자는 사람일 경우가 틀림없다고 한다.

 그러나 현대인들은 일찍 잠들기가 그리 쉽지는 않다. 네온사인과 같은 환한 불빛과 TV와 컴퓨터 등 주위에 숙면을 방해하는 요소가 한둘이 아니기 때문이다. 그러면 어떻게 해야 할까? 해결방법은 낮에 햇빛을 많이 쬐는 것이다. 왜냐하면 수면을 주관하는 호르몬은 멜라토닌인데, 이는 뇌의 송과체에서 분비되고 송과체는 낮에 햇빛을 많이 받아야만 그 활동이 왕성해지기 때문이다.

 또한 이러한 멜라토닌은 암세포를 억제하는 역할도 한다. 따라서 낮에 햇빛을 쬐면서 운동을 하게 된다면 항암효과와 숙면효과를 동시에 거둘 수 있을 것이다. 이에 적합한 운동에 대해 많은 전문가들이 추천하는 운동은 등산이다. 등산이야말로 낮에 햇빛을 받으며 하게 되는 효과적인 운동이라고 한다.

 다음은 등산에 대한 전문가들의 의견이다.

 '암을 이기기 위해서는 우선 암세포의 특성을 알아야 한다. 암세포는 태아세포로서, 아주 빠르게 분열하는 특징을 갖고 있다. 그리고 저산소 세포이다. 그래서 산소 공급이 충분치 않은 상황에서도 대사가 이루어진다. 그리고 40도가량의 열에는 취약한 특징을 갖고 있다. 따라서 현대 의학은 이런 특성을 이용해 간암에 고주파(열) 치료를 실시하고 있는 것이다. 그런데 비용부담 없이 신체에 부작용을 일으키지 않으면서도 손쉽게 체온을 상승시킬 수 있는 방법이 있다. 그것이 바로 등산이라는 운동이다.'

'병증의 치료에 산소가 끼치는 영향은 지대하다. 수술이든 항암제든 방사선이든 효과를 극대화하기 위해선 반드시 신체에 산소공급을 원활하게 해야 한다. 특히 암세포는 체내에 산소가 부족할 때 생겨난다. 따라서 암환자는 항상 풍부한 산소를 공급해 줘야하는데 등산은 이러한 점에서 탁월한 효과를 나타낸다. 또한 등산을 하면 체내 온도가 높아져 온 몸에서 땀이 흘러나오게 된다. 게다가 산행을 통해 정신적 안정을 취할 수도 있고 삼림욕의 효과도 부수적으로 얻을 수 있다.'

이렇듯 몸의 건강을 유지시켜주고 보다 튼튼하게 해주는 근본적인 건강법은 신체를 많이 움직여서 체내에 산소를 풍부하게 하는 것인데, 이에 적합한 운동이 바로 등산인 것이다.

3) 물

치유의 구성요소로서 물 Water 이란 궁극적으로 체내에 깨끗한 혈액을 조성하기 위한 것이다. 물과 신체의 관계를 보면 인생은 물을 잃어가는 과정과도 같다. 99%의 물로 이루어진 수정란에서부터 시작된 인간의 생명은 유아기에는 90%의 수분을 가지게 된다. 그러나 성인이 되면서 약 70%가 되고 노년에 접어들게 되면 50%로 줄어들게 된다. 그리고 병증을 가지고 있는 환자 특히 암환자의 경우 90%이상이 세포의 탈수에서 기인하고 있다. 이렇듯 물은 곧 인체의 노화 및 건강과 매우 밀접한 관계를 가지고 있다. 그러므로 WHO에서는 성인에게 하루에 권장하는 물의 양을 약 2.0L이상이라고 규정하고 있는데, 이는 음식물을 통해 체내에 섭취되는 양 이외에 체중(Kg)당 약 33cc정도의 양으로 나누어서 섭취하도록 하여 세포내의 수분함유량을 향상시켜야 한다.

건강과 치유의 요인으로써의 물의 조건을 살펴보면, (1) 농약이나 중금속 그리고 박테리아 등의 유해물질이 들어있지 않아야 하며 (2) 적정량의 칼슘 등 미네랄 성분이 균형있게 용해돼 있어야 한다. 이럴 때의 물은 오염되지 않은 pH농도 7.3-7.5의 물이 되는데, 이는 혈액의 pH농도와 같은 것이다.

세계적으로 해마다 500만명 이상이 부족하고 오염된 물로 인해 생명을 잃고 있다고 한다. 이렇듯 깨끗하고 체내에 필요한 약알칼리성의 물은 건강과 치유를 위해 최소한의 조건이 된다.

물 잘 마시는 법

물을 잘 마시는 방법은 다음과 같다.

(1) 혈액의 농도와 같은 약알칼리수(pH 7.2~7.4)를 마셔야 한다. 이는 암세포가 증식되는 환경이 저산소와 산성체질이기 때문이다.
(2) 하루에 체중 1kg당 33cc를 마셔야 한다. 이는 WHO가 권장하는 성인기준 하루 2리터의 량으로, 노폐물의 배출을 위해 하루에 방출(대소변, 땀, 호흡)되는 수분의 보충을 위한 것이다.
(3) 아침 기상 직후, 공복에 차갑게 마셔야 한다. 이는 밤새 이완되어 있었던 장기들을 자극시켜주기 위한 것이다.
(4) 갈증을 느끼지 않더라도 주기적으로 마셔야 한다. 이는 경미한 탈수(1~2%의 수분이 부족한 경우)의 경우에는 갈증기전이 작동하지 않으며, 더욱이 노화가 진행될수록 갈증에 대한 감지력이 크게 떨어지기 때문이다.
(5) 식사 중에도 마시도록 하며, 자주 나누어서 마셔야 한다. 이는 위장의 연동운동을 촉진시켜 소화에 도움을 주기 위한 것이며, 세포 내의 물함유량을 늘려 인체의 물보전성을 향상시키기 위한 것이다.

이와 더불어 식후에 마시는 한 잔의 물은 소화를 촉진시키는 데에 있어서 매우 좋은 습관이다. 그러나 이 때 너무 찬 물은 건강에 바람직하지 못할 수도 있다. 왜냐하면 차가운 물은 섭취된 기름기를 응고시켜 소화를 느리게 하고, 이는 곧 지방으로 바뀌게 하여 암을 발생시키는 원인자를 제공하기 때문이다.

물(혈액)의 메커니즘

따라서 식후 마시게 되는 한 잔의 물은 특별한 경우를 제외하고는 자신의 체온보다 3~5℃ 정도 낮은 물이 좋은데, 차가운 물보다는 따뜻한 숭늉이나 국물이 건강유지에 있어서 보다 최선의 방법이 될 것이다.

혈액은 94%의 물과 6%의 영양소 및 노폐물로 구성되어 있다. 이는 다시 말해서, 물은 혈액의 형태로 온 몸에 존재하고 있다는 것을 의미한다.

실재로 혈액을 들여다 보면 물속에 세포들이 둥둥 떠 있는 모습을 하고 있다. 그리고 이러한 혈액의 pH(수소이온농도) 수치는 평균 7.4(정맥속의 혈액의 경우에는 이산화탄소의 함유로 pH 7.35정도를 유지)로 약간의 알칼리성을 나타내고 있다. 혈액에 있어서 pH의 값이 중요한 이유는 혈액이 이를 통해 인체의 항상성을 유지시키는 기능을 가질 수 있기 때문인데, 이는 혈액의 가장 큰 기능으로서 변화하는 환경에 대응하여 인체 내부의 항상성(homeostasis)을 유지시켜주게 된다.

혈액은 매우 복잡한 구조물로서 많은 요소들이 이러한 항상성의 유지에 관여하고 있다. 이러한 혈액의 메커니즘은 다음과 같이 산소의 공급작용, 영양물질의 운반작용, 노폐물의 배출작용, 그리고 방어 메커니즘과 온도조절 작용 등 다섯 가지의 형태로 나타난다.

산소의 공급작용

대부분의 산소는 적혈구에 있는 헤모글로빈과 결합되어 운반되는데, 이는 폐장 속으로 들어온 혈액이 폐의 모세혈관에 의해 산소와 결합됨으로써 시작된다. 폐 속에서 헤모글로빈 1g당 산소 1.35㎖의 비율로 결합된 산소는, 산소압이 상대적으로 낮은 조직에 도달하게 되면 헤모글로빈으로부터 분리됨으로써 필요한 산소를 각 세포에 공급하게 된다.

이러한 헤모글로빈과 산소와의 결합과 분리작용을 통한 산소의 공급은, 각 조직에 있어서의 pH와 적혈구에 존재하고 있는 디포스포글리세린산염(diphosphoglycerate)의 작용에 의해 이루어진다.

영양물질의 운반작용

인체의 생존에 필요한 영양물질인 단백질과 탄수화물과 지방 그리고 무기물 등은 장관으로부터 흡수되어진 후, 혈액을 통해 각 조직 속으로 이동을 하게 된다. 그리고 혈액에 의해 모든 조직까지 이동된 각각의 필요 물질들은, 성장하는 뼈가 다량의 칼슘을 그리고 골수가 헤모글로빈의 합성에 필요한 철을 흡수하는 것과 같이 각 조직의 필요에 따라 선택적으로 그 종류와 양이 수용되게 된다.

더욱이 호르몬에 의해 이러한 작업은 매우 정교하게 조절된다. 이렇듯 혈액은 모든 체세포에 필요한 영양물질들을 운반하는 역할을 하게 된다.

노폐물의 배출작용

혈액은 세포의 대사작용에 의해 발생되는 노폐물들을 배설기관으로 운반하는 역할을 한다. 이를 혈액의 배출작용이라고 하는데, 이산화탄소의 경우에는 혈액을 통해 폐로 이동되어 배출되며 나머지 가스와 기타 부산물들은 대장과 신장을 통해 대소변의 형태로 배출이 된다. 물론 이러한 노폐물들이 피부나 폐 등을 통해 증발의 형태로 배출되기도 하지만 그 양에 있어서는 그리 많지 않다고 한다.

따라서 혈액의 pH를 조절해 혈액의 배출작용을 하도록 하는 신장의 역할은, 인체에서 발생되는 노폐물을 처리하는 혈액의 메커니즘에 있어서 가장 중요한 위치를 차지하고 있다고 하겠다.

방어 메커니즘

혈액세포와 혈장의 구성물들은 상호작용을 통해 외부물질에 대한 방어 메카니즘을 작동하게 되는데, 이를 혈액의 식균작용과 면역작용이라고 한다. 혈액의 이러한 작용들은 백혈구에 의해 이루어지게 된다. 세균과 같은 미생물에 대한 식균작용의 경우는 과립성백혈구나 단핵백혈구가 담당하게 된다. 그리고 대림프구와 소림프구로 구성되어 있는 림프구는 면역작용에 관여하게 된다.

온도조절 작용

혈액은 생리적 산화반응의 결과로 우리 몸에서 발생하는 다량의 열을 순환을 통해 균일하게 분산시키고 또한 피부로 이동시켜 외부로 발산시키는 역할을 한다.

이는 뇌의 시상하부에 있는 온도조절중추를 통해 수행하게 되는데, 마치 온도조절기와 같이 체내의 온도가 상승하게 되면 신경충격을 피부로 보내 피부혈관의 굵기를 증가시키고 반대로 낮아지게 되면 피부혈관의 굵기를 감소시킴으로써 체온을 조절하게 된다.

4) 햇빛

　치유의 구성요소로서 햇빛 Sunlight 이란 질병의 예방을 위한 적정한 일조량을 말한다. 햇빛은 과다할 경우 피부세포의 손상은 물론 기저세포암이라고 하는 피부암의 유발요인이 된다. 또한 부족하게 될 경우에도 골다공증이나 우울증 그리고 암이나 심혈관질환과 같은 심각한 질환을 발생시키게 된다.

　따라서 각 개인의 피부조건에 따라 인체를 UV(자외선) B의 양이 풍부한 한낮의 직사광선에 매일 일정시간동안 적절하게 노출시키는 것이 보다 중요하다. 왜냐하면 적정량의 햇빛을 통해, (1) 골다공증의 원인이 되는 비타민 D의 부족을 해결할 수 있으며 (2) 천연 항우울제인 세로토닌을 촉진시킬 수 있으며 (3) 암세포의 생성과 주요한 혈압 호르몬인 리닌의 생성을 억제할 수 있기 때문이다. 특히 햇빛에 대한 다량의 피부노출과 이로 인한 피부세포의 손상은 만 20세 이전에 이루어진다고 한다. 따라서 어린나이부터 일찍이 햇빛노출과 건강과의 관계에 대한 인식을 갖게 하고 햇빛에 대한 올바른 사용법을 알게 하는 것은 매우 중요하다.

　그러면 어떻게 하는 것이 햇빛을 올바르게 사용하는 것일까? 이에 대해서는 개인의 피부조건에 따라 차이를 보이고 있으나, 도시생활인의 경우 정오 무렵 약 15-20분정도 아무런 차단장치 없이 직사광선에 노출시켜주는 것이 가장 좋다. 이렇듯 자신의 피부조건에 적절한 햇빛은 인체의 생리작용에 있어서 중요한 요소로서 건강과 치유를 위한 최소한의 조건이 된다.

햇빛, 두 가지의 얼굴

　태양은 모든 생물에게 있어서 없어서는 안 되는 영원한 생명의 상징이자 불멸의 상징이다. 지구의 약 109배에 달하는 태양은, 엄청난 크기의 가스 덩어리 중심부에서 뿜어내는 1,500만℃의 열기를 품고 끊임없는 폭발을 일으키면서 수백만 톤의 에너지와 빛을 발산한다. 그 빛이 바로 우리에게 보여지는 햇빛인데, 빛으로 지구에 도착하는 시간은 약 8분이 조금 넘는다고 한다.

　그런데 이렇게 우리가 무심코 쬐고 있는 햇빛은 우리에게 두 가지의 얼굴로 나타나고 있다.

　첫째는, 햇빛의 부족으로 인해 인체에 커다란 질환을 일으키는 것이다. 그리고 둘째도 또한 질환을 발생시키는 것인데, 이는 햇빛의 과잉으로 생기게 되는 것이다. 햇빛의 조사량이 부족하게 되면, 인체 내에 비타민 D의 생성이 부족하게 되어 결국은 칼슘의 인체흡수를 저하시키게 한다. 이로 인해 여러 가지 병증이 유발되는데, 골다공증, 골연화증, 구루병, 우울증, 암, 심혈관계 질환 등이 그것이다.

　이는 비타민 D라는 것은 햇빛에너지에 의해 인체에서 만들어지기 때문인데, 그 과정을 살펴보면 다음과 같다.

　햇빛에서 발산되는 자외선(UV)은 인체의 피하지방을 자극하게 된다. 그러면 지방속의 콜레스테롤이 비타민 D로 변화하게 되는데, 이는 호르몬 형태로 변환이 되어 혈액을 타고 간으로 이동되어 있다가 필요시 활동비타민의 형태로 신장(콩팥)으로 이동된다. 그리고 이렇게 활성화된 비타민은 소장에서 칼슘을 흡수하도록 작용한다. 따라서 햇빛이 부족하게 되면 우리 몸에서의 칼슘의 흡수가 원활하게 이루어 질 수 없게 되는 것이다. 이러한 조성의 과정 때문인지 비타민 D를 '햇빛 비타민'이라고도 한다.

그렇다고 해서 햇빛을 쬐는 것이 무조건 좋은 것만은 아니다. 햇빛은 그 점도와 쬐는 방법 그리고 햇빛에 대한 피부의 민감도에 따라 큰 폐해를 일으키기도 한다. 만성광선피부염, 햇빛알러지, 피부암(기저세포암) 등의 질환이 바로 그것이다.

햇빛에서 발산되는 자외선은 A, B, C 등 세 가지로 나누어진다. 이 중에서 C의 경우는 대부분 오존층에서 흡수가 되고, 우리가 직접 받게 되는 자외선은 A와 B이다. 주로 피부 표피에 영향을 미치는 자외선 B는 비타민 D의 공급원인 동시에 피부화상이나 피부암을 유발시키는 주범이기도하다. 그리고 자외선 A는 피부의 진피에 영향을 미쳐 피부의 탄력을 저하시키고 주름을 유발시키는데, 투과력이 높아 유리창도 쉽게 통과한다.

이렇듯 햇빛은 우리 몸에 꼭 필요한 것이지만 또한 해가 되는 것이기도 한 두 가지의 얼굴을 가지고 있다. 더욱이 작금에 들어서는 오존층의 파괴로 인해 인체에 더욱 해로운 자외선 C에 대한 피해가 예상되는 실정이 되고 있다.

5) 절제

치유의 구성요소로서 절제 Temperance 란 과하지 않은 적정한 상태를 말한다. 자신에게 아무리 도움이 되는 것이라고 하더라도 과하게 되어 균형을 넘어서게 되면 오히려 그 균형을 해치게 된다. 음식도 그렇고 운동도 그러하다. 영양을 위해 섭취하게 되는 식품의 경우 과식은 오히려 활성산소를 유발하게 하여 노화를 촉진시키게 하며, 건강을 위한 운동 또한 자신의 몸에 과하게 되어 격렬한 운동이 되면 근골격계의 손상은 물론이고 면역력까지 저하시키게 된다.

그러나 이러한 절제는 유형적인 것만을 의미하는 것은 아니다. 모든 행동의 실천이 하고자 하는 마음에서 비롯되는 것처럼 이러한 행동을 다스리게 하는 자기 자신에 대한 통제 즉 '마음을 비우고 내려놓는 것'은 절제의 근간이 된다. 건강한 마음은 건강한 행동을 수반하게 된다. 특히 생활의 목표이기보다는 일상생활에 있어서의 자원으로 간주되어야 할 건강인 사회적 건강(social well-being 사회적으로 안녕한 상태)은 일상을 지키는 책임감에서 비롯된다. 따라서 이를 위해, '마음을 비우고 내려놓는 것'이 감각이 아닌 상식으로 받아들여 지켜야 할 책임이라고 생각하고 일상에서 실천하게 될 때, 비로소 건강은 자기의 짝이 찾아지듯이 바로 우리들의 곁에 있게 될 것이다.

이렇듯 몸과 마음의 절제를 통할 때 건강과 치유는 자연히 이루어지게 되는 것이다. 그리고 하겠다는 의지를 가지고 이것을 습관으로 받아들이게 된다면 몸은 그대로 따라가게 될 것이다.

마음을 비우면 희망이 보인다

절제(節制)란 욕심으로 채우는 것을 포기하고 비워두는 것을 의미한다. '정도를 지나침은 미치지 못한 것과 같다'는 의미의 과유불급(過猶不及)이라는 말과 같이 아무리 유익이 되는 것이라고 하더라도 과하게 되면 그 균형을 깨뜨리게 된다. 음식도 운동도 그러하다. 오히려 마음에 무엇인가를 채우고 있으면 그것에 얽매어 불편해지게 된다. 그러나 이와는 반대로 뭔가를 비워두게 되면 더 좋은 것으로 더 많이 채울 수 있다는 희망이 깊숙한 곳에서 채워지게 된다. 생활하면서 부딪혔던 갈등과 부끄러움 그리고 자존심 상하는 일 등 즐거운 것보다 기분 나쁘고 언짢은 기억들에서 벗어나 보다 아름다운 것들을 이룰 수 있다는 미래에 대한 희망으로 채워지게 된다.

어떤 분들은 명상을 통해 강박감이나 스트레스 그리고 격한 슬픔으로부터 자신을 비운다고 한다. 그러면 혈액속의 스트레스 호르몬인 코티솔(cortisol)이 크게 감소되어 오히려 편안하고 행복한 마음의 상태를 이룰 수 있게 된다고 한다.

마음이 편해지게 되면 이웃을 보는 눈도 세상을 보는 눈도 크게 달라지게 된다. 또한 건강이란 신체적 건강은 물론이고 정신적이고 사회적인 건강이 모두 어우러져야 하는 것이고 보면, 진정한 건강이란 마음의 비움을 통해 시작되고 이루어지는 것이라고 하겠다.

6) 공기

　치유의 구성요소로서 공기 Air 란 자연이 만들어내는 맑은 공기를 말한다. 이를 현상체질론에서는 햇빛과 더불어 천기 天氣 라고 하는데, 인체에 음식물로 섭취되어 흡수되게 되는 지기 地氣 와의 교류작용을 통해 생명활동의 에너지를 생성하게 된다.

　질병은 세포단위에서 발생하게 되는 산소의 결핍에서 비롯된다. 따라서 질병의 중증인 암의 경우에 있어서도 산소는 가장 큰 치료의 역할을 한다고 한다. 그러하기에 생활을 함에 있어서 비록 산소의 농도가 22.0%에 달하는 쾌적한 공기에는 미치지 못하게 되더라도 세포의 산소결핍을 일으키게 되는 19.5%이하 공기에서의 장기간 노출은 피해야 할 것이다.

　그리고 이와 더불어 병원균에 저항하기 위해 식물이 발산하는 물질로 알려져 있는 피톤치드 phytoncide 의 호흡을 위해 적극적인 삼림욕을 권한다. 이는 피톤치드가 포도상구균 등 미생물을 살균하는 효과가 크기 때문이다.

　이렇듯 자연이 만들어 내는 공기는 그 자체가 건강과 치유를 위한 자연식품과도 같은 것이다.

공기의 조건

에콰도르의 비카밤바, 코카사스의 아브하지아, 네팔의 훈자 등은 세계의 장수마을로 인정받은 곳이다. 장수를 위한 최소한의 요건인 깨끗한 공기와 맑은 물이 있는 곳이다. 깨끗한 자연환경이야말로 사람에게 가장 좋은 활력소이자 해독제의 역할을 한다.

하루 평균 사람이 마시는 공기의 양은 약 16Kg정도가 된다고 한다. 하루 세 끼의 식사보다도 6배나 많은 양이다. 그러면 생명과 건강을 유지하는데 필수적인 요소인 공기의 조건은 무엇일까? WHO의 보고에 따르면, 전 세계적으로 폐암 사망자는 매년 120만명이며 이중 62,000명이 공기오염으로 사망한다고 한다. 그리고 미국 뉴욕대학의 연구에 따르면, 공기오염도가 높은 날 심장병환자의 사망률이 5.4%나 증가한다고 한다.

공기는 78%의 질소와 21%의 산소 그리고 이산화탄소와 아르곤 등의 기타 물질로 구성되어 있다. 일반적으로 공기의 질은 산소의 농도로 표현되는데 보통 대기 중에 산소의 농도는 21%이다. 따라서 서울시내 평균 20.5%나 지하공간 18~19%의 산소농도는 좋은 공기의 조건을 충족하고 있다고 볼 수는 없을 것이다.

이에 비해 공기가 비교적 맑은 산속의 경우 산소의 농도는 22.0%정도로 측정된다. 1~2%의 차이가 큰 차이가 없는 것으로 생각되겠지만, 1%라는 수치는 대기오염도를 나타내는 ppm의 단위로 나타내면 약 10,000ppm로 그만큼 인체에 미치는 영향은 대단히 클 수밖에 없다.

산소농소가 22.0%일 때 사람은 쾌적함을 느낀다고 한다. 그러나 15~19.5%로 떨어지게 되면 집중력이 저하되거나 두통이나 구토증상이 나타나며 심장과 폐질환이 있는 경우 병이 더욱 악화된다고 한다. 더욱이 8% 이하로 떨어진다면 그 상태에서 7분 이상 노출 시 생명까지 위험해 진다고 한다.

따라서 우선적으로 생명을 유지하는데 필요한 공기의 농도는 최소한 20% 이상은 되어야 한다. 그리고 건강한 삶을 위해서는 그 이상 쾌적한 상태를 유지하여야 할 것이다. 특히 염두에 두어야 할 사항은 오염된 공기 상태에서의 장기간 노출이다. 어쩔 수없이 오염된 공기와 생활을 하시는 분들의 경우 건강을 위해서는 항상 환기하는 것을 잊지 말아야 할 것이다.

7) 휴식(수면)

치유의 구성요소로서 휴식 Rest 이란 기운의 충전을 위한 적절한 수면과 더불어 편안한 마음을 말한다. 장수를 이루는데 있어서 가장 적합한 수면시간은 7시간정도의 숙면이라고 한다. 따라서 수면시간이 이보다 짧거나 길어지게 되면 사망률이 오히려 높아지게 된다고 한다. 더욱이 놀라운 사실은 적절치 못한 환경으로 숙면을 취하지 못하게 되면 체온조절과 혈압 그리고 혈당유지에까지 영향을 미치게 되어 건강에 해를 준다는 사실이다.

특히 이러한 적정한 시간의 숙면이 건강에 큰 영향을 미치게 되는 이유는, (1) 수면의 부족은 심장병이나 고혈압 그리고 비만 같은 성인병에 걸릴 위험이 높아지기 때문이며 (2) 반면에 수면의 과잉은 신체활동이 적어져 우울증과 같은 정신질환이 생길 가능성이 높아지기 때문이다.

이렇듯 수면부족은 모든 질환의 발현점이 된다. 특히 암 발생의 경우에 있어서 수면과의 상관관계는 상당히 크다고 한다. 이는 빛이 없는 밤이 되면 사람의 뇌에서 분비되는 호르몬인 멜라토닌 때문인데, 멜라토닌은 수면과 기상 싸이클을 조절하고 혈압과 체온을 낮춰 주는 호르몬으로서 이것의 부족은 곧 건강의 적신호가 되는 것이다.

결국 건강을 위한 충분한 휴식이란 면역세포의 활동이 가장 활발한 시간인 새벽 1-2전에 그리고 어두운 곳에서의 수면이 되어야 할 것이다.

바르게 잠자는 방법

충분한 휴식을 위해 바르게 잠자는 방법을 살펴보면 다음과 같다.

1) 근육을 느슨하게 해주어야 한다.

잠을 잘 땐, 똑바로 눕는 것보다 오른쪽으로 모로 눕되 두 다리를 굽혀 근육을 느슨하게 해주는 것이 좋다. 이 자세로 자게 되면 취침 중에도 소화가 잘 되고, 심장의 압박감도 주지 않아 혈액순환이 잘 된다.

2) 잠자기 전에 절대로 화내지 말도록 한다.

수면상태가 되는 과정은 체온과 혈압이 조금씩 떨어지는 과정이라고 볼 수 있다. 하지만 화를 내거나 근심을 하게 되면 체온도 올라가고 혈압도 높아지게 된다. 따라서 결국 화는 잠을 못 들게 하는 적이 된다.

3) 잠자리에 누워 근심하지 말아야 한다.

마음이 먼저 잠들어야 육체도 같이 잠들게 된다. 따라서 근심을 하게 되면 정신이 더욱 깨어나 잠들기가 어렵게 된다. 그러하기에 동양의학에서는 근심이 쌓이면 화병에까지 이르게 된다고 하였다.

4) 잠자리에서는 잠자는 것 말고 다른 행동은 하지 말아야 한다.

잠자리에 누워 책을 읽거나 TV를 본다거나 또는 말하는 등의 다른 일을 하게 되면 잠자리는 곧 수면이라는 등식은 깨지게 된다. 따라서 잠자리에 누웠을 때는 잠을 자는 것이라는 자신만의 규칙을 몸 안에 알려주어야 한다.

5) 잠자기 전에는 음식을 먹지 말도록 하여야 한다.

음식을 먹으면 위는 왕성한 연동운동으로 소화활동을 시작하고 장으로 옮겨지면서 흡수를 하게 된다. 이 때문에 잠자기 전에 음식물을 섭취하게 되면 소화기관을 움직이는 자율신경계는 쉬지 않고 움직이게 된다. 따라서 장기들이 자신들의 피곤을 풀지 못하게 되는 것이다.

6) 머리는 항상 시원하게 해주어야 한다.

머리는 양(陽)의 기운이 모여 있는 곳이므로 시원하게 해주어야 좋다. 머리를 시원하게 해주면 정신이 맑아지고 두통이 생기는 것을 방지한다.

7) 입을 벌리고 자지 말아야 한다.

자는 동안에는 침의 분비가 적어지게 된다. 따라서 이때 입을 벌리고 자게 되면 입 안이 마르고 심장 부근에 수분은 부족하게 된다. 이 때문에 입을 벌리고 자는 사람들의 대부분은 코에 문제가 있게 된다.

8) 얼굴을 덮지 말아야 한다.

잠잘 때 이불을 머리끝까지 덮게 되면, 체내의 산소가 부족해져 이로 인한 여러 문제가 야기되게 된다.

9) 이불은 꼭 덮어야 한다.

잠자리에서는 자신의 체온을 그대로 유지하는 것이 매우 중요하다. 왜냐하면 수면 상태에 빠지게 되면 사람의 체온은 떨어지게 되기 때문이다. 따라서 수면을 취할 때에는 체온의 보호를 위해 이불은 꼭 덮어야 한다.

10) 베개의 높이는 8~10cm가 바람직하다.

  베개의 역할은 심장보다 조금 머리를 높게 하고 목의 커브를 무리 없이 지지하면서 경부로 걸쳐 만들어진 틈새를 메어주워 자연스럽게 서 있는 자세를 만들어 주는 것이다. 그러나 너무 높게 되면 후두부가 올라가고 턱이 당겨져 기도가 막히게 된다. 따라서 푹신한 소재의 경우 15~20cm 딱딱한 소재의 경우 8~10cm 정도가 바람직하다. 이와 함께 이불의 무게는 4~5kg이 적당하며, 부드럽고 보온성이 좋은 2~2.5kg정도의 이불이면 더욱 좋다.

8) 신뢰하는 마음

치유의 구성요소로서 신뢰 Trust 란 서로 위로하고 사랑하는 마음을 말한다. 매사에 상대에게 신뢰를 가지고 긍정적인 마음으로 대하게 되면 잘 고민하지 않게 되고 성내지도 않게 된다. 이렇듯 상대에게 긍정적인 마음을 갖는다는 것은 모든 사람을 행복으로 이끄는 신앙과도 같은 것이다.

따라서 비록 건강과 치유에 대해 검증된 방법들일지라도 이를 부정적인 마음으로 대하게 된다면 이를 적용함에 있어서 그 효과는 반감되게 된다. 이를 노시보 효과 Nocebo Effect 라고 하는데, 위약효과(僞藥效果 Placebo Effect)에 대한 실험의 결과에서 볼 수 있듯이 이와는 반대로 신뢰하는 마음이 없게 된다면 아무리 좋고 옳은 방법이라 할지라도 그 효과는 크게 나타나지 못할 수 있는 것이다.

그러하기에 건강과 치유에 필요한 요소들을 충분히 이해한 후에는 이를 믿고 따라야 그 효과가 몸에 충분히 전달될 수가 있는 것이며, 그 치유의 질에 있어서도 원천적인 원인의 제거로 나타날 수 있게 되는 것이다. 이렇듯 상대를 신뢰하는 마음의 조건은 건강과 치유를 위해 중요한 요소가 된다.

지금까지 살펴본 여덟 가지의 치유의 구성요소들 중에서 건강과 치유에 영향력이 가장 큰 요소를 선택해 본다면, 그것은 당연히 음식(식품과 물)과 마음에 관련된 것들일 것이다. 왜냐하면, 음식 외의 다른 요소들은 본능적인 수행만으로도 건강에 큰 무리까지는 오게 하지 않지만, 식품과 물의 경우에는 그 본능이라는 것이 건강과 직결되어 있는 체질의 적절성과는 상관없이 양이나 맛으로 충족되어지면 사라지게 되기 때문이다.

예를 들어, 햇빛의 조사량이 적어지거나 운동의 부족을 느끼게 되면 본능적으로 야외의 밝은 빛을 찾게 되고 몸을 격하게 움직이게 된다. 또한 수면이 부족하거나 공기가 탁해지면 본능적으로 눈이 감기게 되고 맑은 공기를 찾아 장소를 이동하게 된다. 그리고 이러한 본능적인 행동들을 하게 될 때 건강에 큰 무리까지는 오게 되지 않는다. 그러나 음식의 경우에 있어서는 목을 적실 수 있고 공복을 메울 수 있게 됨에 따라 이에 대한 본능은 충족될 수 있겠으나, 체질에 따라 건강과 치유의 문제에 대해서는 오히려 해가 되는 경우가 허다하게 된다. 이는 식품과 물이 생명체의 존재에 있어서 가장 기본이 되는 영양의 공급원이기는 하지만, 체질에 맞지 않는 잘못된 섭취를 하게 될 때 어긋나게 되는 기운으로 인해 병증에 대한 노출은 물론이고 오히려 더 악화시킬 수 있다는 것을 의미한다.

그리고 마음에 관련된 것들 또한 건강과 치유에 있어서 영향력이 가장 큰 요소 중에 하나이다. 왜냐하면 앞서 〈현상체질편〉에서 살펴보았듯이 신체의 모든 기관을 관장하는 혈 血의 기운은 모든 의식활동을 통제하고 있는 신 神의 기운에 의해 시작되기 때문이다. 이렇듯 건강이란 신체적 건강만을 의미하는 것이 아니다. 건강이란 신체적 건강과 더불어 정신적인 건강과 사회적인 건강이 어우러진 상태를 말한다. 따라서 건강해진다는 것은 신체와 더불어 마음의 치유를 통할 때 달성되는 것이다.

치유의 전령사, 즐거운 마음

즐거운 마음은 재미에서 비롯된다. 그리고 재미란 자기 스스로가 선택해서 하고 싶은 것을 한다는 느낌 곧 내재적인 동기를 갖는 것을 말한다. 그러면 이러한 재미를 느끼게 되면 몸에는 어떤 변화가 나타나게 될까?

뇌가 즐거운 자극을 받게 되면, 중뇌에서는 측좌엽(측두엽의 죄측 부분)으로 신경전달물질의 발생을 위한 신호를 보내게 된다. 그러면 전달된 신호에 의해 뇌에서는 도파민, 세로토닌, 엔돌핀과 같은 신경전달물질이 발생하게 되는데, 이 물질들은 신경말단에 있는 시냅스를 통해 전달되면서 우리의 기분을 좋게 만들게 된다. 서로 사랑하고 아껴주는 마음을 통해 우리의 몸은 자신도 모르게 건강해지게 된다.

더욱이 서로를 칭찬하게 되면 그 효과는 배가가 되는데, 이렇듯 타인의 기대나 관심으로 인하여 능률이 오르거나 결과가 좋아지게 되는 현상을 '피그말리온 효과'(Pygmalion Effect)라고도 한다. 이는 그리스 신화에 나오는 조각가 '피그말리온'의 이름에서 유래한 심리학 용어로, 타인이 나를 존중하고 나에게 기대하는 것이 있으면 그러한 기대에 부응하는 쪽으로 변하려고 노력하여 결국 그렇게 된다는 것이다.

심리학자나 정신과 의사들은 질병이 생기는 원인 중에서 약70%정도는 감정의 장애 즉 감정의 상처로 말미암는다고 한다. 실제로 우리는 일상생활을 함에 있어서 느낌이나 감정을 무시하고 살 수 없는 데, 어느 심리학자에 의하면 일반적으로 감정에 상처를 받게 되면 다음과 같은 네 가지의 현상이 생긴다고 한다.

　첫 번째는, 두려운 마음이 생기게 된다고 한다. 감정이 상처를 받을 때에 두려운 마음이 생겨 불안과 염려가 따르게 된다고 한다.
　두 번째는, 분노심이 생기게 된다고 한다. 감정이 상하게 되면 공연히 미워지게 되는 데, 마음속에 시기나 반항 그리고 질투와 분노심이 오게 되는 것도 이러한 감정의 상처 때문이라고 한다.
　세 번째는, 실패의 감정이 생기게 된다고 한다. 감정의 상처는 좌절감과 열등의식 그리고 실망과 죄책감을 가지게 된다고 한다.
　네 번째는, 교만한 마음이 생기게 된다고 한다. 감정이 상처를 받게 되면 마음속에 편견과 이기심과 만용과 자만심이 생기기 쉽다고 한다.

　그런데 문제가 되는 것은 이 같은 감정의 상처를 치료할 의약품은 세상에 존재하고 있지 않다는 것이다. 이에 대해, 심리학자나 정신과 의사들이 이야기하고 있는 해결 방법은 단 한 가지 즐거운 마음 곧 서로를 사랑하는 것이라고 한다. 즉 감정의 상처를 치료할 수 있는 유일한 처방은 서로를 신뢰할 수 있는 이해와 사랑이라는 것이다. 이를 통해서만이 감정의 상처에서 오게 되는 두려운 마음과 분노심과 좌절감과 교만한 마음은 치유가 될 수 있는 것이다.

2. 현상치유의 단계

　병증에 대한 처치를 함에 있어서 현대의학에서 부족한 것은 처치의 기준이 치료에 있다는 것이다. 다시 말해서 처치에 따른 건강과의 상관성을 우선시하고 있는 치유보다는 문제된 부위의 증상만을 약화시켜주는 대증요법 對症療法 에 관심을 두고 처치되고 있다는 것이다. 그러나 그렇게 할 수밖에 없는 이유를 살펴보면, 이는 자연의 기운과 운영에 대한 이해가 체계화되어 있지 않음에서 비롯된다고 할 수 있다. 왜냐하면 잘 정돈된 질서에 문제가 생기게 된 것은 질서의 법칙이 깨졌기 때문이고 따라서 이렇게 어긋나게 된 질서의 회복은 조성의 원리 즉 음양의 원리에 의해 해결될 수밖에 없는 것인데도 불구하고, 현대의학에서는 그러한 원인을 알지 못해 나타난 결과에 대해서만 그 해결책을 찾고 있기 때문이다. 따라서 건강을 위한 치유는 음양의 균형과 조화를 이루게 하는 것으로부터 시작되어야 하는 것이며, 나아가 이러한 병증에 대한 처치의 질서 회복은 곧 체내의 항상성과 면역성의 활성화를 이루게 한다. 현상체질에서는 이를 자연치유력(自然治癒力 Self-healing power / the reparative power of nature)이라고 한다.

　그러면 현상체질론에 근거한 현상치유는 어떠한 단계로 진행되는 것일까? 건강과 치유에 대한 원리와 방법은 자연의 기운에 대한 이해에서부터 시작된다. 따라서 우리가 추구하고 있는 건강한 삶을 위해 우리가 먼저 이해하여야 할 것은 삼라만상이 가지고 있는 기운에 대한 것이며, 이를 통할 때 건강과 치유는 완성될 수 있는 것이다. 그러나 문제는 일정한 기준에 따른 체질의 정확한 구분과 본초에 대한 분류 그리고 기운의 불균형에 따라 나타나게 되는 병증에 대한 논리적인 처치가 어느 정도 현실적이고 효과적인 것인가에 있다. 왜냐하면 자연의 조성의 원리에 근거하지 못한 체질의 감별과 본초의 분류는 주관적이고 자의적일 수밖에 없으며, 이러한 기준에 따른 처치 또한 지극히 관념적일 수밖에 없기 때문이다.

따라서 본질 本質 에 대해 관념적으로 적용되어지고 있는 기존의 방법에서 벗어나 실제적으로 보여지는 현상 現象 에 따라 본질이 설명되는 실천적인 방법인 현상체질론 TCP 을 통한 처치는 기존의 체질론에 비해 보다 발전된 형태의 실효성을 보이고 있는 것이다.

한편, 이러한 현상체질의 원리를 바탕으로 한 현상치유 HBP 를 통해 진행되는 질병에 대한 처치는 다음과 같이 세 개의 단계로 진행되는데, 이러한 현상치유를 위한 일련의 치유과정을 활성식이시스템 (ANS activated-nutrition nourishing system)이라고 한다.

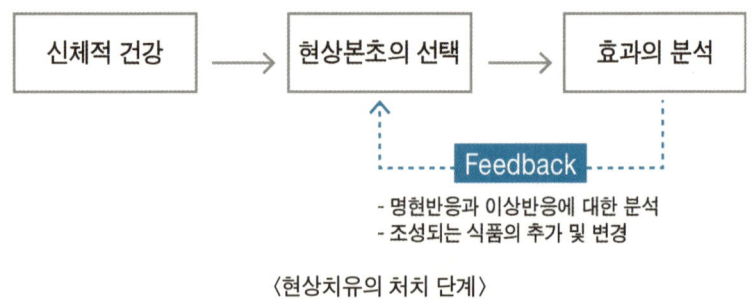

〈현상치유의 처치 단계〉

식품의 약리작용에 대한 허와 실

모든 약전(藥典)은 각 식품이 가지고 있는 약리작용(藥理作用, medical action)을 토대로 만들어져 있다. 어떤 소화제는 돼지의 췌장에 있는 소화작용물질을 추출하여 제조되었고, 또 어떤 피로회복제는 마늘의 체력증강 및 면역물질을 기반으로 만들어졌다고 한다.

그러나 이러한 추출된 식품의 약리작용이 인체에 그대로 작용될지는 의문이다. 왜냐하면 어떤 특정한 식품이 약리작용을 하게 됨에 있어서는 인체와의 관계가 우선하게 되며, 경우에 따라서는 다음과 같이 부분적 또는 부작용적인 약리작용을 하게 되기 때문이다.

부분적 약리작용	이는 체질에 부합되지 못한 식품으로 인해 각 기운의 식품별 특성을 부분적으로 구현하게 되는 약리작용을 말한다.
부작용적 약리작용	이는 체질에 전혀 부합되지 못하는 식품으로 인해 오히려 인체에 부작용을 나타나게 되는 약리작용을 말한다.

따라서 각 식품의 약리작용에 대한 효과는 각 식품별로의 기운적 특징이 정확히 구별되어 이에 부합되는 체질에 적용이 되었을 경우 원천적으로 완벽하게 나타나게 되는 것이다. 이와 같이 식품을 통한 약리작용에 대한 효과에는 체질에 따라 그에 대한 실상(實像)과 더불어 허상(虛像)이 있는 것이다.

1) 체질의 구분

현상치유 HBP 는 정확한 현상본초를 적용함으로부터 시작된다. 따라서 처치의 대상자에 대한 체질의 구분은 현상치유에 있어서 가장 중요하고도 기준이 되는 과정으로, 현상치유를 위한 처치의 대상자가 네 개의 체질(TMS, TSS, TMF, TOW) 중 어디에 속하는가를 판별하는 것이다.

현상치유에 있어서 체질의 구분은 통상 (1) 외형에 의한 방법 (2) 문진에 의한 방법 (3) 양자공명자기장분석기에 의한 방법 등을 통해 이루어지게 되는데, 그 내용을 보면 다음과 같다.

체질의 구분 방법	내 용
외형에 의한 방법	상하체의 균형성, 감각기관의 발달정도, 손가락의 굵기와 길이의 비율
문진에 의한 방법	섭생상황, 생활습관, 병증, 성격
양자공명자기장분석기에 의한 방법	각 장기에 대한 허실상태

통상 문진과 양자공명자기장분석기(QRMA)에 의해 구분되어진 체질을 예정체질(豫定體質 estimated constitution)이라고 한다. 그리고 이를 통해 현상적으로 나타나고 있는 상하체의 균형성, 감각기관의 발달정도, 각 장부의 허증과 실증 등으로 체질을 확정하게 되는데, 이를 확

정체질(確定體質 confirmed constitution)이라고 한다.

한편, 이렇게 확정되어 구분된 각 체질에 대한 특징을 살펴보면 다음과 같다.

TMS	솟구쳐 오르려하는 봄에 대한 고유의 기운을 가지고 있으며, 색으로는 청색, 맛으로는 매운맛을 가지고 있다. 소습하며, 폐장과 대장, 귀, 왼쪽 팔이 실한 특징을 가지고 있다.
TSS	팽창하고 흩어지려는 여름에 대한 고유의 기운을 가지고 있으며, 색으로는 황색, 맛으로는 단맛과 아린맛을 가지고 있다. 소유하며, 비장과 위장, 눈, 오른쪽 팔이 실한 특징을 가지고 있다.
TMF	안으로 모아 뭉치려는 가을에 대한 고유의 기운을 가지고 있으며, 색으로는 적색, 맛으로는 떫은맛과 신맛을 가지고 있다. 다습하며, 간장과 쓸개, 코, 오른쪽 다리가 실한 특징을 가지고 있다.
TOW	끌어내리고 응축시키려는 겨울에 대한 고유의 기운을 가지고 있으며, 색으로는 흑색, 맛으로는 쓴맛과 짠맛을 가지고 있다. 다유하며, 신장과 방광, 입, 왼쪽 다리가 실한 특징을 가지고 있다.

그리고 현상체질론 TCP 에 근거한 처치를 위해, 약재를 포함한 현상본초 PBP 의 작용을 각 체질별 특성에 따라 현상체질 CBP 별로 분류해 보면 다음과 같다.

현상체질	현상본초	
	매우 이로운 식품 및 약재	이로운 식품 및 약재
	곰(웅담), 호랑이, 코끼리, 개구리, 코뿔소 복어, 붕어, 잉어, 연어, 고등어, 참치, 도루묵, 고래	돼지, 캥거루, 토끼, 청개구리, 누에, 지네 조개, 가재, 오징어, 성게, 해삼, 뱅어, 굴, 해파리
	찹쌀, 밀, 팥, 잣, 홍화, 무화과 포도, 감, 다래, 모과, 매실, 레몬, 복숭아, 파인애플, 아보카도, 파파야, 망고 송이버섯 배추, 케일, 수세미, 근대 미역	보리, 메밀, 조, 녹두, 동부콩 딸기, 으름, 오디, 석류, 산수유, 키위, 블루베리, 올리브, 바나나 상황버섯, 느타리버섯, 차가버섯, 팽이버섯 오이, 상추, 미나리, 아욱, 냉이, 고사리, 샐러리 함초, 우뭇가사리, 매생이, 톳, 청각
	백반, 화강암	석고(石膏), 수은/은, 오석
봄체질 (TMS)	북나무(붉나무, 오배자), 호박(琥珀), 작약(芍藥 함박꽃 뿌리), 적복령(赤茯苓), 엄나무(해동목 海桐木), 바오밥 나무, 산모(酸模 수영/산황), 도인(桃仁 복숭아 씨), 피나무(자단목 紫檀木), 갈대(노근 蘆根), 부처손(권백 卷柏), 생강나무, 서각(犀角), 벽오동 나무, 느티나무, 목련나무(신이 辛夷), 유근피(楡白皮 느릅나무의 껍질), 홍화자(紅花子 홍화씨), 사과(絲瓜 수세미 열매), 가자(茄子 가지의 과실), 가근(茄根 가지의 뿌리), 백리향(百里香 백리향의 전초), 하고초(夏枯草 꿀방망이풀), 시체(枾蔕 감꼭지), 미후도(獼猴桃 다래 열매), 사포도(蛇葡萄 머루뿌리), 저근백피(樗根白皮 가죽나무 뿌리껍질), 오가피(五加皮 오가피나무의 줄기나 뿌리껍질), 유자(柚子 유자나무의 열매), 등자피(橙子皮 유자의 껍질), 오매(烏梅 매실나무의 과실/매화/매자), 대계(大薊 엉겅퀴), 취상산(臭常山 상산나무 뿌리)	약사초(藥師草 왕고들빼기), 용규(龍葵 까마중/용안초), 익모초(益母草), 어성초(魚腥草), 호지자(胡枝子 싸리나무씨), 한련초(旱蓮草), 겨우살이(황금가지), 지실(枳實 탱자나무 열매), 천초(川椒 산초나무), 방풍(防風 기름나물), 지부자(地膚子 댑싸리씨), 귀침초(鬼針草), 난초(蘭草 새등골 나물), 누로(漏蘆 뻐꾹채), 우방자(牛蒡子 우엉씨), 백복령(白茯苓), 차전자(車前子 질경이의 씨), 목통(木通 으름넝쿨), 숙지황(熟地黃), 시호(柴胡 묏미나리의 뿌리), 생지황(生地黃), 현삼(玄蔘 현삼의 뿌리), 토사자(兎絲子 새삼 씨), 연교(連翹 개나리 열매), 강활(羌活 미나리과 강호리 뿌리), 독활(獨活 땅두릅 뿌리), 귀전우(鬼箭羽 화살나무), 호장근(虎杖根 호장의 뿌리), 백하수오(白何首烏 큰조롱 박주가리), 운향(蕓香), 정력자(葶藶子 다닥냉이의 씨/꽃다지의 씨), 영실(營實 찔레열매), 목단피(牧丹皮 목단 뿌리껍질), 복분자(覆盆子 산딸기)

현상본초		특징
매우 해로운 식품 및 약재	해로운 식품 및 약재	

말, 사슴(녹용), 사향노루(사향), 기린, 사자
갈치, 아구, 대구, 우럭, 꽁치, 멸치, 조기, 도미
 	
쌀, 율무, 수수, 콩, 참깨, 기장, 밤, 호두
살구, 배, 사과, 수박, 카카오, 두리안, 멜론
표고버섯, 영지버섯
무, 연근, 도라지, 마, 고구마, 고추, 파, 부추, 얼갈이, 취나물, 브로콜리, 칡, 머위, 쑥갓, 설탕, 파래, 김
 	
맥반석, 게르마늄, 대리석
 	
천마(天麻), 둥글레(옥죽 玉竹), 산사(山査/당구자), 아그배나무(해홍 海紅), 원추리(망우초 忘憂草), 인진(茵蔯)쑥, 달맞이꽃(월하향 月下香/월견초/야래향 夜來香), 억새풀(망근 芒根), 단풍나무, 고로쇠나무, 석창포(石菖蒲), 관동화, 저령(猪苓), 국화, 사삼(沙蔘/잔대), 구절초(九節草), 양유(羊乳 더덕), 고본(藁本), 백지(白芷), 총백(蔥白 파의 뿌리), 산조인(酸棗仁 멧대추의 씨), 갈화, 갈용(葛龍 칡의 새순), 살구씨(행인 杏仁), 나복자(萊菔子 무의 씨), 승마(升麻), 산약(山藥), 맥문동(麥門冬 맥문동의 뿌리), 천문동(天門冬 천문동의 괴근), 부평(浮萍), 의이인(薏苡仁 율무씨), 죽여(竹茹), 죽엽, 마황(麻黃), 백과(白果 은행나무 열매), 제조(蠐螬 굼벵이), 은행엽, 황금(黃芩), 맨드라미(계관화, 鷄冠花)
	소(우유, 치즈), 염소, 개, 노루, 닭(계란), 오리, 뱀
	미꾸라지, 장어, 웅어
	
	옥수수, 들깨, 후추
	대추, 귤, 참외, 오렌지, 토마토
	운지버섯
	감자, 호박, 생강, 강황(카레), 쑥, 겨자, 마늘, 양파, 갓, 꿀, 시금치, 참나물, 커피
	다시마
	
	유황, 황토, 옥/금, 화산석
	
	목향(木香), 백출(白朮 큰 삽주의 뿌리), 창출(蒼朮 가는 잎 삽주의 뿌리), 쑥(약쑥), 곽향(藿香 방아), 삼칠(三七 삼칠인삼의 뿌리), 자소엽(紫蘇葉), 향유(香薷), 당귀(當歸 참당귀의 뿌리), 소회향(小茴香), 천궁(川芎), 인삼(人蔘), 파두(巴豆), 오수유(吳茱萸), 정향(丁香), 진피(陳皮 귤의 껍질), 청피(靑皮 덜익은 귤의 껍질), 감초(甘草), 파고지(破古紙 보골지의 종자), 황기(黃芪 황기의 뿌리), 계지(桂枝 계수나무의 가지), 계피(桂皮), 오약(烏藥 오약의 뿌리), 사인(砂仁), 후박(厚朴 후박나무의 껍질), 부자(附子), 건강(乾薑 생강말린 것), 익지인(益智仁), 대복피(大腹皮 빈랑나무 열매의 껍질), 빈랑(檳榔), 향부자(香附子), 우황(牛黃), 옥촉서예(玉蜀黍蕊 옥수수염), 계내금(鷄內金 닭 모래주머니의 노란 속막)
		- 기운 :
		  치솟는 기운
		
		- 색 :
		  청색
		
		- 맛 :
		  매운맛
		
		- 피부 :
		  소습(小濕)
		
		- 장부 :
		  폐장과 대장
		
		- 감각기관 :
		  귀
		
		- 사지 :
		  왼쪽 팔(左臂)
		
		- 오행역수 :
		  생의 수 3
		  성의 수 8

현상체질	현상본초	
	매우 이로운 식품 및 약재	이로운 식품 및 약재
	말, 사슴(녹용), 사향노루(사향), 기린, 사자 갈치, 아구, 대구, 우럭, 꽁치, 멸치, 조기, 도미	소(우유, 치즈), 염소, 개, 노루, 닭(계란), 오리, 뱀 미꾸라지, 장어, 웅어
	쌀, 율무, 수수, 콩, 참깨, 기장, 밤, 호두 살구, 배, 사과, 수박, 카카오, 두리안, 멜론 표고버섯, 영지버섯 무, 연근, 도라지, 마, 고구마, 고추, 파, 부추, 얼갈이, 취나물, 브로콜리, 칡, 머위, 쑥갓, 설탕, 파래, 김	옥수수, 들깨, 후추 대추, 귤, 참외, 오렌지, 토마토 운지버섯 감자, 호박, 생강, 강황(카레), 쑥, 겨자, 마늘, 양파, 갓, 꿀, 시금치, 참나물, 커피 다시마
	맥반석, 게르마늄, 대리석	유황, 황토, 옥/금, 화산석
가을체질 (TMF)	천마(天麻), 둥글레(옥죽 玉竹), 산사(山査/당구자), 아그배나무(해홍 海紅), 원추리(망우초 忘憂草), 인진(茵蔯)쑥, 달맞이꽃(월하향 月下香/월견초/야래향 夜來香), 억새풀(망근 芒根), 단풍나무, 고로쇠나무, 석창포(石菖蒲), 관동화, 저령(猪苓), 국화, 사삼(沙蔘/잔대), 구절초(九節草), 양유(羊乳 더덕), 고본(藁本), 백지(白芷), 총백(蔥白 파의 뿌리), 산조인(酸棗仁 맷대추의 씨), 갈화, 갈용(葛龍 칡의 새순), 살구씨(행인 杏仁), 나복자(萊菔子 무의 씨), 승마(升麻), 산약(山藥), 맥문동(麥門冬 맥문동의 뿌리), 천문동(天門冬 천문동의 괴근), 부평(浮萍), 의이인(薏苡仁 율무씨), 죽여(竹茹), 죽엽, 마황(麻黃), 백과(白果 은행나무 열매), 제조(蠐螬 굼벵이), 은행엽, 황금(黃芩), 맨드라미(계관화, 鷄冠花)	목향(木香), 백출(白朮 큰 삽주의 뿌리), 창출(蒼朮 가는 잎 삽주의 뿌리), 쑥(약쑥), 곽향(藿香 방아), 삼칠(三七 삼칠인삼의 뿌리), 자소엽(紫蘇葉), 향유(香薷), 당귀(當歸 참당귀의 뿌리), 소회향(小茴香), 천궁(川芎), 인삼(人蔘), 파두(巴豆), 오수유(吳茱萸), 정향(丁香), 진피(陳皮 귤의 껍질), 청피(靑皮 덜익은 귤의 껍질), 감초(甘草), 파고지(破古紙 보골지의 종자), 황기(黃芪 황기의 뿌리), 계지(桂枝 계수나무의 가지), 계피(桂皮), 오약(烏藥 오약의 뿌리), 사인(砂仁), 후박(厚朴 후박나무의 껍질), 부자(附子), 건강(乾薑 생강말린 것), 익지인(益智仁), 대복피(大腹皮 빈랑나무 열매의 껍질), 빈랑(檳榔), 향부자(香附子), 우황(牛黃), 옥촉서예(玉蜀黍蕊 옥수수염), 계내금(鷄內金 닭 모래주머니의 노란 속막)

현상본초		특징
매우 해로운 식품 및 약재	해로운 식품 및 약재	
곰(웅담), 호랑이, 코끼리, 개구리, 코뿔소 복어, 붕어, 잉어, 연어, 고등어, 참치, 도루묵, 고래	돼지, 캥거루, 토끼, 청개구리, 누에, 지네 조개, 가재, 오징어, 성게, 해삼, 뱅어, 굴, 해파리	- 기운 : 모아뭉치는기운 - 색 : 적색 - 맛 : 떫은맛/ 신맛 피부 : 다습(多濕) - 장부 : 간장과 쓸개 - 감각기관 : 코 - 사지 : 오른쪽 다리(右脚) - 오행역수 : 생의 수 4 성의 수 9
찹쌀, 밀, 팥, 잣, 홍화, 무화과 포도, 감, 다래, 모과, 매실, 레몬, 복숭아, 파인애플, 아보카도, 파파야, 망고 송이버섯 배추, 케일, 수세미, 근대 미역	보리, 메밀, 조, 녹두, 동부콩 딸기, 으름, 오디, 석류, 산수유, 키위, 블루베리, 올리브, 바나나 상황버섯, 느타리버섯, 차가버섯, 팽이버섯 오이, 상추, 미나리, 아욱, 냉이, 고사리, 샐러리 함초, 우뭇가사리, 매생이, 톳, 청각	
백반, 화강암	석고(石膏), 수은/은, 오석	
붉나무(붉나무, 오배자), 호박(琥珀), 작약 (芍藥 함박꽃 뿌리), 적복령(赤茯苓), 엄나무(해동목 海桐木), 바오밥 나무, 산모(酸模 수영/산쟁), 도인(桃仁 복숭아 씨), 피나무(자단목 紫檀木), 갈대(노근 蘆根), 부처손(권백 卷柏), 생강나무, 서각 (犀角), 벽오동 나무, 느티나무, 목련나무 (신이 辛夷), 유근피(楡白皮 느릅나무의 껍질), 홍화자(紅花子 홍화씨), 사과(絲瓜 수세미 열매), 가자(茄子 가지의 과실), 가근(茄根 가지의 뿌리), 백리향(百里香 백리향의 전초), 하고초(夏枯草 꿀방망이 풀), 시체(柿蒂 감꼭지), 미후도(獼猴桃 다래 열매), 사포도(蛇葡萄 머루뿌리), 저근백피(樗根白皮 가죽나무 뿌리껍질), 오가피(五加皮 오가피나무의 줄기나 뿌리껍질), 유자(柚子 유자나무의 열매), 등자피(橙子皮 유자의 껍질), 오매(烏梅 매실나무의 과실/매화/매자), 대계(大薊 엉겅퀴), 취상산(臭常山 상산나무 뿌리)	약사초(藥師草 왕고들빼기), 용규(龍葵 까마중/용안초), 익모초(益母草), 어성초 (魚腥草), 호지자(胡枝子 싸리나무씨), 한련초(旱蓮草), 겨우살이(황금가지), 지실(枳實 탱자나무 열매), 천초(川椒 산초나무), 방풍(防風 기름나물), 지부자 (地膚子 댑싸리씨), 귀침초(鬼針草), 난초 (蘭草 새등골 나물), 누로(漏蘆 뻐꾹채), 우방자(牛蒡子 우엉씨), 백복령(白茯苓), 차전자(車前子 질경이의 씨), 목통(木通 으름넝쿨), 숙지황(熟地黃), 시호(柴胡 묏미나리의 뿌리), 생지황(生地黃), 현삼 (玄蔘 현삼의 뿌리), 토사자(兎絲子 새삼 씨), 연교(連翹 개나리 열매), 강활(羌活 미나리과 강호리 뿌리), 독활(獨活 땅두릅 뿌리), 귀전우(鬼箭羽 화살나무), 호장근 (虎杖根 호장의 뿌리), 백하수오(白何首烏 큰조롱 박주가리), 운향(蕓香), 정력자 (葶藶子 다닥냉이의 씨/꽃다지의 씨), 영실(營實 찔레열매), 목단피(牧丹皮 목단 뿌리껍질), 복분자(覆盆子 산딸기)	

현상체질	현상본초	
	매우 이로운 식품 및 약재	이로운 식품 및 약재
여름체질 (TSS)	돼지, 캥거루, 토끼, 청개구리, 누에, 지네, 조개, 가재, 오징어, 성게, 해삼, 뱅어, 굴, 해파리	곰(웅담), 호랑이, 코끼리, 개구리, 코뿔소, 복어, 붕어, 잉어, 연어, 고등어, 참치, 도루묵, 고래
	보리, 메밀, 조, 녹두, 동부콩 딸기, 으름, 오디, 석류, 산수유, 키위, 블루베리, 올리브, 바나나 상황버섯, 느타리버섯, 차가버섯, 팽이버섯 오이, 상추, 미나리, 아욱, 냉이, 고사리, 샐러리 함초, 우뭇가사리, 매생이, 톳, 청각	찹쌀, 밀, 팥, 잣, 홍화, 무화과 포도, 감, 다래, 모과, 매실, 레몬, 복숭아, 파인애플, 아보카도, 파파야, 망고 송이버섯 배추, 케일, 수세미, 근대 미역
	석고(石膏), 수은/은, 오석	백반, 화강암
	약사초(藥師草 왕고들빼기), 용규(龍葵 까마중/용안초), 익모초(益母草), 어성초(魚腥草), 호지자(胡枝子 싸리나무씨), 한련초(旱蓮草), 겨우살이(황금가지), 지실(枳實 탱자나무 열매), 천초(川椒 산초나무), 방풍(防風 기름나물), 지부자(地膚子 댑싸리씨), 귀침초(鬼針草), 난초(蘭草 새등골 나물), 누로(漏蘆 뻐꾹채), 우방자(牛蒡子 우엉씨), 백복령(白茯苓), 차전자(車前子 질경이의 씨), 목통(木通 으름넝쿨), 숙지황(熟地黃), 시호(柴胡 묏미나리의 뿌리), 생지황(生地黃), 현삼(玄蔘 현삼의 뿌리), 토사자(兎絲子 새삼씨), 연교(連翹 개나리 열매), 강활(羌活 미나리과 강호리 뿌리), 독활(獨活 땅두릅 뿌리), 귀전우(鬼箭羽 화살나무), 호장근(虎杖根 호장의 뿌리), 백하수오(白何首烏 큰조롱 박주가리), 운향(蕓香), 정력자(葶藶子 다닥냉이의 씨/꽃다지의 씨), 영실(營實 찔레열매), 목단피(牧丹皮 목단 뿌리껍질), 복분자(覆盆子 산딸기)	북나무(붉나무, 오배자), 호박(琥珀), 작약(芍藥 함박꽃 뿌리), 적복령(赤茯苓), 엄나무(해동목 海桐木), 바오밥 나무, 산모(酸模 수영/산황), 도인(桃仁 복숭아 씨), 피나무(자단목 紫檀木), 갈대(노근 蘆根), 부처손(권백 卷柏), 생강나무, 서각(犀角), 벽오동 나무, 느티나무, 목련나무(신이 辛夷), 유근피(楡白皮 느릅나무의 껍질), 홍화자(紅花子 홍화씨), 사과(絲瓜 수세미 열매), 가자(茄子 가지의 과실), 가근(茄根 가지의 뿌리), 백리향(百里香 백리향의 전초), 하고초(夏枯草 꿀방망이 풀), 시체(枾蔕 감꼭지), 미후도(獼猴桃 다래 열매), 사포도(蛇葡萄 머루뿌리), 저근백피(樗根白皮 가죽나무 뿌리껍질), 오가피(五加皮 오가피나무의 줄기나 뿌리껍질), 유자(柚子 유자나무의 열매), 등자피(橙子皮 유자의 껍질), 오매(烏梅 매실나무의 과실/매화/매자), 대계(大薊 엉겅퀴), 취상산(臭常山 상산나무 뿌리)

현상본초		특징
매우 해로운 식품 및 약재	해로운 식품 및 약재	
소(우유, 치즈), 염소, 개, 노루, 닭(계란), 오리, 뱀 미꾸라지, 장어, 웅어 옥수수, 들깨, 후추 대추, 귤, 참외, 오렌지, 토마토 운지버섯 감자, 호박, 생강, 강황(카레) 쑥, 겨자, 마늘, 양파, 갓, 꿀 시금치, 참나물, 커피 다시마 유황, 황토, 옥/금, 화산석 목향(木香), 백출(白朮 큰 삽주의 뿌리), 창출(蒼朮 가는 잎 삽주의 뿌리), 쑥(약쑥), 곽향(藿香 방아), 삼칠(三七 삼칠인삼의 뿌리),자소엽(紫蘇葉), 향유(香薷), 당귀(當歸 참당귀의 뿌리), 소회향(小茴香), 천궁(川芎), 인삼(人蔘), 파두(巴豆), 오수유(吳茱萸), 정향(丁香), 진피(陳皮 귤의 껍질), 청피(靑皮 덜익은 귤의 껍질), 감초(甘草), 파고지(破古紙 보골지의 종자), 황기(黃芪 황기의 뿌리), 계지(桂枝 계수나무의 가지), 계피(桂皮), 오약(烏藥 오약의 뿌리), 사인(砂仁), 후박(厚朴 후박나무의 껍질), 부자(附子), 건강(乾薑 생강말린 것), 익지인(益智仁), 대복피(大腹皮 빈랑나무 열매의 껍질), 빈랑(檳榔), 향부자(香附子), 우황(牛黃), 옥촉서예(玉蜀黍蕊 옥수수수염), 계내금(鷄內金 닭 모래주머니의 노란 속막)	말, 사슴(녹용), 사향노루(사향), 기린, 사자 갈치, 아구, 대구, 우럭, 꽁치, 멸치, 조기, 도미 쌀, 율무, 수수, 콩, 참깨, 기장, 밤, 호두 살구, 배, 사과, 수박, 카카오, 두리안, 멜론 표고버섯, 영지버섯 무, 연근, 도라지, 마, 고구마, 고추, 파, 부추, 얼갈이, 취나물, 브로콜리, 칡, 머위, 쑥갓, 설탕, 파래, 김 맥반석, 게르마늄, 대리석 천마(天麻), 둥글레(옥죽 玉竹), 산사(山査/당구자), 아그배나무(해홍 海紅), 원추리(망우초 忘憂草), 인진(茵蔯)쑥, 달맞이꽃(월하향 月下香/월견초/야래향 夜來香), 억새풀(망근 芒根), 단풍나무, 고로쇠나무, 석창포(石菖蒲), 관동화, 저령(豬苓), 국화, 사삼(沙蔘/잔대), 구절초(九節草), 양유(羊乳 더덕), 고본(藁本), 백지(白芷), 총백(蔥白 파의 뿌리), 산조인(酸棗仁 맷대추의 씨), 갈화, 갈용(葛龍 칡의 새순), 살구씨(행인 杏仁), 나복자(萊菔子 무의 씨), 승마(升麻), 산약(山藥), 맥문동(麥門冬 맥문동의 뿌리), 천문동(天門冬 천문동의 괴근), 부평(浮萍), 의이인(薏苡仁 율무씨), 죽여(竹茹), 죽엽, 마황(麻黃), 백과(白果 은행나무 열매), 제조(蠐螬 굼벵이), 은행엽, 황금(黃芩), 맨드라미(계관화, 鷄冠花)	- 기운: 팽창하는 기운 - 색: 황색 - 맛: 단맛/ 아린맛 피부: 소유(小油) - 장부: 비장과 위장 - 감각기관: 눈 - 사지: 오른쪽 팔(右臂) - 오행역수: 생의 수 2 성의 수 7

현상치유(現象治癒) 217

현상체질	현상본초	
	매우 이로운 식품 및 약재	이로운 식품 및 약재
겨울체질 (TOW)	소(우유, 치즈), 염소, 개, 노루, 닭(계란), 오리, 뱀 미꾸라지, 장어, 웅어 옥수수, 들깨, 후추 대추, 귤, 참외, 오렌지, 토마토 운지버섯 감자, 호박, 생강, 강황(카레), 쑥, 겨자, 마늘, 양파, 갓, 꿀, 시금치, 참나물, 커피 다시마 유황, 황토, 옥/금, 화산석 목향(木香), 백출(白朮 큰 삽주의 뿌리), 창출(蒼朮 가는 잎 삽주의 뿌리), 쑥(약쑥), 곽향(藿香 방아), 삼칠(三七 삼칠인삼의 뿌리),자소엽(紫蘇葉), 향유(香薷), 당귀(當歸 참당귀의 뿌리), 소회향(小茴香), 천궁(川芎), 인삼(人蔘), 파두(巴豆), 오수유(吳茱萸), 정향(丁香), 진피(陳皮 귤의 껍질), 청피(靑皮 덜익은 귤의 껍질), 감초(甘草), 파고지(破古紙 보골지의 종자), 황기(黃芪 황기의 뿌리), 계지(桂枝 계수나무의 가지), 계피(桂皮) 오약(烏藥 오약의 뿌리), 사인(砂仁), 후박(厚朴 후박나무의 껍질), 부자(附子), 건강(乾薑 생강말린 것), 익지인(益智仁), 대복피(大腹皮 빈랑나무 열매의 껍질), 빈랑(檳榔), 향부자(香附子), 우황(牛黃), 옥촉서예(玉蜀黍蕊 옥수수수염), 계내금 (鷄內金 닭 모래주머니의 노란 속막)	말, 사슴(녹용), 사향노루(사향), 기린, 사자 갈치, 아구, 대구, 우럭, 꽁치, 멸치, 조기, 도미 쌀, 율무, 수수, 콩, 참깨, 기장, 밤, 호두 살구, 배, 사과, 수박, 카카오, 두리안, 멜론 표고버섯, 영지버섯 무, 연근, 도라지, 마, 고구마, 고추, 파, 부추, 얼갈이, 취나물, 브로콜리, 칡, 머위, 쑥갓, 설탕, 파래, 김 맥반석, 게르마늄, 대리석 천마(天麻), 둥글레(옥죽 玉竹), 산사 (山査/당구자), 아그배나무(해홍 海紅), 원추리(망우초 忘憂草), 인진(茵蔯)쑥, 달맞이꽃(월하향 月下香/월견초/야래향 夜來香), 억새풀(망근 芒根), 단풍나무, 고로쇠나무, 석창포(石菖蒲), 관동화, 저령(猪苓), 국화, 사삼(沙蔘/잔대), 구절초(九節草), 양유(羊乳 더덕), 고본 (藁本), 백지(白芷), 총백(蔥白 파의 뿌리), 산조인(酸棗仁 멧대추의 씨), 갈화, 갈용 (葛龍 칡의 새순), 살구씨(행인 杏仁), 나복자(萊菔子 무의 씨), 승마(升麻), 산약(山藥), 맥문동(麥門冬 맥문동의 뿌리), 천문동(天門冬 천문동의 괴근), 부평(浮萍), 의이인(薏苡仁 율무씨), 죽여 (竹茹), 죽엽, 마황(麻黃), 백과(白果 은행 나무 열매), 제조(蠐螬 굼벵이), 은행엽, 황금(黃芩), 맨드라미(계관화, 鷄冠花)

현상본초		특징
매우 해로운 식품 및 약재	해로운 식품 및 약재	
돼지, 캥거루, 토끼, 청개구리, 누에, 지네 조개, 가재, 오징어, 성게, 해삼, 뱅어, 굴, 해파리	곰(웅담), 호랑이, 코끼리, 개구리, 코뿔소 복어, 붕어, 잉어, 연어, 고등어, 참치, 도루묵, 고래	- 기운 : 끌어내리는기운 - 색 : 흑색 - 맛 : 쓴맛/ 짠맛 피부 : 다유(多油) - 장부 : 신장과 방광 - 감각기관 : 입 - 사지 : 왼쪽다리(右脚) - 오행역수 : 생의 수 1 성의 수 6
보리, 메밀, 조, 녹두, 동부콩 딸기, 으름, 오디, 석류, 산수유, 키위, 블루베리, 올리브, 바나나 상황버섯, 느타리버섯, 차가버섯, 팽이버섯 오이, 상추, 미나리, 아욱, 냉이, 고사리, 샐러리 함초, 우뭇가사리, 매생이, 톳, 청각	찹쌀, 밀, 팥, 잣, 홍화, 무화과 포도, 감, 다래, 모과, 매실, 레몬, 복숭아 파인애플, 아보카도, 파파야, 망고 송이버섯 배추, 케일, 수세미, 근대 미역	
석고(石膏), 수은/은, 오석	백반, 화강암	
약사초(藥師草 왕고들빼기), 용규(龍葵 까마중/용안초), 익모초(益母草), 어성초(魚腥草), 호지자(胡枝子 싸리나무씨), 한련초(旱蓮草), 겨우살이(황금가지), 지실(枳實 탱자나무 열매), 천초(川椒 산초나무), 방풍(防風 기름나물), 지부자(地膚子 댑싸리씨), 귀침초(鬼針草), 난초(蘭草 새등골 나물), 누로(漏蘆 뻐꾹채), 우방자(牛蒡子 우엉씨), 백복령(白茯苓), 차전자(車前子 질경이의 씨), 목통(木通 으름넝쿨), 숙지황(熟地黃), 시호(柴胡 묏미나리의 뿌리), 생지황(生地黃), 현삼(玄蔘 현삼의 뿌리), 토사자(兎絲子 새삼씨), 연교(連翹 개나리 열매), 강활(羌活 미나리과 강호리 뿌리), 독활(獨活 땅두릅 뿌리), 귀전우(鬼箭羽 화살나무), 호장근(虎杖根 호장의 뿌리), 백하수오(白何首烏 큰조롱 박주가리), 운향(蕓香), 정력자(葶藶子 다닥냉이의 씨/꽃다지의 씨), 영실(營實 찔레열매), 목단피(牧丹皮 목단 뿌리껍질), 복분자(覆盆子 산딸기)	북나무(붉나무, 오배자), 호박(琥珀), 작약(芍藥 함박꽃 뿌리), 적복령(赤茯苓), 엄나무(해동목 海桐木), 바오밥 나무, 산모(酸模 수영/산황), 도인(桃仁 복숭아 씨), 피나무(자단목 紫檀木), 갈대(노근 蘆根), 부처손(권백 卷柏), 생강나무, 서각(犀角), 벽오동 나무, 느티나무, 목련나무(신이 辛夷), 유근피(楡白皮 느릅나무의 껍질), 홍화자(紅花子 홍화씨), 사과(絲瓜 수세미 열매), 가자(茄子 가지의 과실), 가근(茄根 가지의 뿌리), 백리향(百里香 백리향의 전초), 하고초(夏枯草 꿀방망이 풀), 시체(柿蒂 감꼭지), 미후도(獼猴桃 다래 열매), 사포도(蛇葡萄 머루뿌리), 저근백피(樗根白皮 가죽나무 뿌리껍질), 오가피(五加皮 오가피나무의 줄기나 뿌리껍질), 유자(柚子 유자나무의 열매), 등자피(橙子皮 유자의 껍질), 오매(烏梅 매실나무의 과실/매화/매자), 대계(大薊 엉겅퀴), 취상산(臭常山 상산나무 뿌리)	

2) 현상본초의 선택

　체질의 구분 방법에 따라 처치의 대상자에 대한 체질의 판별이 이루어지게 되면, 현상치유의 두 번째 단계로써 대상체질에 적확한 현상본초를 선택하게 된다. 이러한 치유의 대상에 적용되는 현상본초의 선택은 각 체질 및 본초별 균형관계에 따라 이루어지게 되는데, 현상치유를 위한 이들의 적용관계를 살펴보면 다음과 같다.

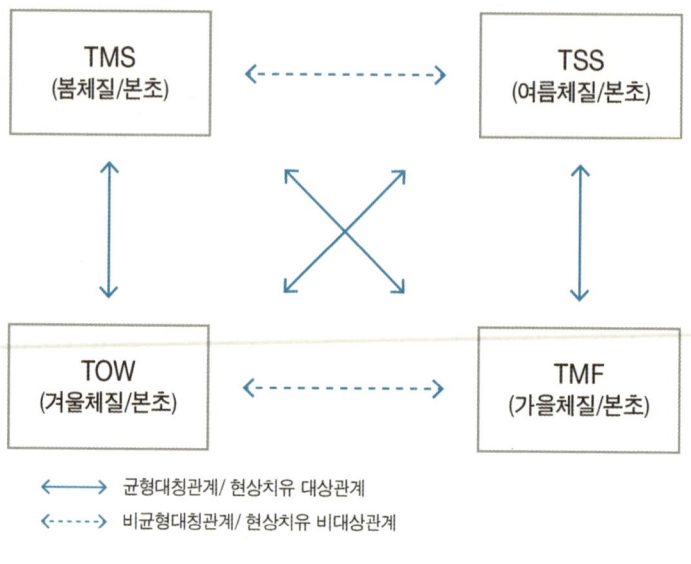

〈각 체질 및 본초별 현상치유관계도〉

　한편, 이러한 각 체질 및 본초별 균형관계에 따라 설정된 현상치유에 있어서의 대칭관계(균형대칭관계, 비균형대칭관계)에 따라, 각 체질별 현상본초의 작용을 정리해보면 다음과 같다.

(1) 균형대칭관계(현상치유 대상관계)

균형대칭관계 Balanced symmetric relation 란 서로의 기운이 균형을 가지게 되는 승부의 작용을 통해 상호간에 있어서 대칭을 이루려하는 관계로, 부족하게 된 기운을 서로 증진[7]시킴으로써 현상치유의 대상이 되는 기운의 관계를 말한다.

TMS의 경우	• TMF와는 매우 균형적인 대칭관계로, 현상본초로서는 매우 이로운 식품이 된다. • TOW와는 균형적인 대칭관계로, 현상본초로서는 이로운 식품이 된다.
TSS의 경우	• TOW와는 매우 균형적인 대칭관계로, 현상본초로서는 매우 이로운 식품이 된다. • TMF와는 균형적인 대칭관계로, 현상본초로서는 이로운 식품이 된다.
TMF의 경우	• TMS와는 매우 균형적인 대칭관계로, 현상본초로서는 매우 이로운 식품이 된다. • TSS와는 균형적인 대칭관계로, 현상본초로서는 이로운 식품이 된다.
TOW의 경우	• TSS와는 매우 균형적인 대칭관계로, 현상본초로서는 매우 이로운 식품이 된다. • TMS와는 균형적인 대칭관계로, 현상본초로서는 이로운 식품이 된다.

---

7) 증진(增進)이라는 말은 더하여 좋아진다는 의미로, 기능이 나아지게 된다는 뜻이다. 따라서 부족하게 된 몸의 상태에서 건강하게 되는 것을 의미한다. 반면에 항진(亢進)이라는 말은 넘쳐흐른다는 의미로, 오히려 몸을 과부하의 상태를 만들어 더욱 해롭게 되는 것을 말한다.

(2) 비균형대칭관계(현상치유 비대상관계)

비균형대칭관계 Imbalanced symmetric relation 란 서로의 기운을 더하게 하는 승부의 작용을 통해 상호간에 있어서 대칭을 이루게 되는 관계로, 서로의 기운을 과부하 상태로 항진시킴으로써 현상치유에 있어서 치유의 대상이 되지 못하는 기운의 관계를 말한다.

TMS의 경우	• TMS인 자신과는 매우 비균형적인 대칭관계로, 현상본초로서는 매우 해로운 식품이 된다. • TSS와는 비균형적인 대칭관계로, 현상본초로서는 해로운 식품이 된다.
TSS의 경우	• TSS인 자신과는 매우 비균형적인 대칭관계로, 현상본초로서는 매우 해로운 식품이 된다. • TMS와는 비균형적인 대칭관계로, 현상본초로서는 해로운 식품이 된다.
TMF의 경우	• TMF인 자신과는 매우 비균형적인 대칭관계로, 현상본초로서는 매우 해로운 식품이 된다. • TOW와는 비균형적인 대칭관계로, 현상본초로서는 해로운 식품이 된다.
TOW의 경우	• TOW인 자신과는 매우 비균형적인 대칭관계로, 현상본초로서는 매우 해로운 식품이 된다. • TMF와는 비균형적인 대칭관계로, 현상본초로서는 해로운 식품이 된다.

그리고 현상본초를 선택함에 있어서, 현상치유 대상관계에 있는 매우 이로운 식품과 이로운 식품 그리고 현상치유 비대상관계에 있는 매우 해로운 식품과 해로운 식품의 의미는 다음과 같다.

매우 이로운 식품	식품이 가지고 있는 고유의 기운이 자신의 몸에서 100% 활용되는 식품을 말한다. 이는 식품 고유의 기운을 통해 식품이 가지고 있는 세 가지 작용이 100% 활용되는 식품으로, 서로 어긋나게 된 기운의 균형을 잡아주고 인체의 항상성과 면역력 향상에 큰 도움을 주게 된다.
이로운 식품	영양학적으로는 도움이 되지만 식품이 가지고 있는 고유의 기운이 100%활용되지는 못하는 식품을 말한다. 이는 식품의 세 가지 작용 중 약리작용과 식이작용에 있어서 100% 그 고유의 기운이 활용이 되지는 못한다는 의미이다. 따라서 이로운 식품이란 곧 식품이 약제의 수준까지는 되지 못하더라도 인체에는 이로운 작용을 하게 되는 식품을 말한다.
매우 해로운 식품	식품이 가지고 있는 고유의 기운이 자신의 몸과는 정반대여서 오히려 몸에 큰 해를 끼치게 되는 식품을 말한다. 이는 식품 고유의 기운에 의해 인체에 오히려 역작용을 일으키게 되는 식품으로, 기운의 균형을 깨뜨리고 인체의 항상성과 면역력의 저하를 가져오게 된다.
해로운 식품	식품이 가지고 있는 고유의 기운이 자신의 몸과 서로 맞지 않아 결국은 몸에 해를 끼치게 되는 식품을 말한다. 이는 식품 고유의 기운을 통해 식품이 가지고 있는 세 가지 작용이 서로 유기적으로 활용되지 못한다는 의미이다. 따라서 해로운 식품이란 영양학적으로 도움은 되겠지만 약리작용과 식이작용에 있어서 그 고유의 기운이 역작용을 일으키게 되는 식품을 말한다.

　통상 현상본초의 선택에 있어서는 두 가지로 나누어서 이루어지게 되는데, 각 체질에 대해 공통적으로 이루어지게 되는 일반현상본초(**CPBP** The common pharmaceutics based on phenomenon)와 병증별로 이루어지게 되는 특별현상본초(**PPBP** The particular pharmaceutics based on phenomenon)로 이루어지게 된다.

　일반현상본초 CPBP 란 각 체질별로 공통적으로 섭취하게 되는 식품으로, 기운의 세기에 따라 육류, 어류, 곡류, 과일류, 버섯류, 채소류 등으로 나누어진다. 그리고 특별현상본초 PPBP 란 병증의 종류와 정도에 따라 특별히 섭취를 권하게 되는 식품으로, 질환의 부위에 따라 구분된 동식물이나 광물질 등으로 나누어진다.

3) 효과의 분석

　선택된 현상본초에 따라 처치의 대상자에게 현상본초가 처치된 후에는 그에 따라 나타나게 되는 효과에 대한 분석의 단계가 필요하다. 이는 현상치유의 완성을 위한 마지막 단계로서, 성공적인 치유가 되기 위해서는 매우 세심한 관찰이 요구되어진다. 왜냐하면 세심한 관찰을 통해 명현반응과 이상반응에 대한 분석이 이루어져야 적절한 feedback이 되고, 적절한 feedback이 이루어져야 보다 적확한 현상본초의 추가 및 변경을 통해 향상된 처치가 이루어 질 수 있기 때문이다. 따라서 잘못된 효과분석을 통해 feedback이 이루어 질 경우에는 치유의 효과가 떨어지거나 오히려 역작용이 일어날 수가 있는데, 이는 대부분 명현반응과 이상반응에 대한 잘못된 판단에서 비롯된다.

　치유의 효과로 나타나게 되는 명현반응 瞑眩反應 은 최근의 병증부터 나타나게 된다. 그리고 명현반응의 세 가지 현상(이완반응, 과민반응, 배설반응) 중 과민반응이 나타나게 될 경우 병증이 오히려 확산되는 듯한 현상이 수반되는 경우가 많다. 그러나 이를 이상반응으로 판단하여 feedback되게 되면 치유의 효과는 크게 감소하게 된다.

예를 들어, 아토피피부염의 경우 현상치유를 통한 처치가 시작되게 되면 처음에는 오히려 급성으로 되돌아 병증이 더욱 악화되는 듯한 현상을 보이기도 하는데, 이는 자연치유력이 회복되기 시작하여 체내에 잔류되었던 대량의 독소 물질이 일시에 몸 밖으로 배출됨으로 나타나게 되는 자연스러운 명현현상이다. 그러나 이러한 명현반응을 오히려 이상반응으로 오인해 중도에 처치를 포기하게 된다면 치유는 불가능하게 된다.

한편, 이와는 반대로 체질의 잘못된 구분이나 정확하지 못한 본초의 선택으로 인해 나타나게 되는 인체의 거부반응 즉 이상반응을 명현반응으로 잘못 판단하여 처치가 계속되게 된다면, 병증은 더욱 깊어져 오히려 회복이 불가능한 상태까지 이르게 될 것이다.

이렇듯 세심한 관찰을 통해 이루어지게 되는 명현반응과 이상반응에 대한 분석은 성공적인 치유를 위한 효과의 분석이 되는 것이다.

제5장

질병과 처치

　인체의 신체장부와 감각기관은 근본적으로 태소음양의 기운에 의해 형성된다. 그리고 각각의 장부와 신체기관은 때때로 서로 대립하기도 하지만 또한 상호작용을 통해 상호간에 균형과 조화를 이루려고 한다. 따라서 인체에 어떤 나쁜 조건이 생겨 서로의 균형과 조화의 관계가 무너지게 되면 해당되는 장부나 신체기관에는 실증이나 허증의 형태로 특정한 질병이 발생하게 되는데, 이 때 자신의 정확한 체질을 알고 있다면 자신에게 발생된 질병의 원인과 증상을 정확하게 진단할 수 있게 된다. 그리고 나아가서 현상체질론 TCP 에 근거한 현상본초 PBP 에 따른 올바른 처치에 의해 질환에 대한 예방과 치유 또한 그리 어렵지 않게 된다.

　이렇듯 현상치유 HBP 란 현상체질론에 근거해 분류된 체질에 따라 현상본초에 의해 처치되는 일련의 과정을 말하는데, 현상치유의 원리에 따라 각 주요 질환에 대한 처치를 살펴보면 다음과 같다.

세포의 구성과 생성

자연의 섭리 곧 음양의 원리는 간단하면서도 그 속에서 무엇인가를 행하고 있어서 매우 신비롭고 위대하다. 그리고 또한 그렇게 복잡하지 않기 때문에 모든 생명은 그 나름대로 번성할 수가 있는 것이다. 이러한 생성의 법칙에 따라, 세상에 태어나 살아가고 있는 우리들에게 있어서 때때로 나타나게 되는 질환의 경우도 알고 보면 간단한 것이 된다. 사실 복잡한 것은 연구를 위한 연구, 학문을 위한 학문, 논리를 위한 논리일 때뿐이며 진리는 언제나 단순하고 간단한 것이다.

이렇듯 인체를 구성하고 있는 기본 단위인 세포 또한 음양의 원리에 따라 원형질과 그것을 둘러싸고 있는 원형질막으로 구성되어있다. 그리고 원형질은 같은 원리에 의해 다시 핵과 세포질로 이루어져있으며, 핵 안에 들어있는 핵소체와 염색체 또한 얇은 핵막으로 싸여져 있게 된다.[8]

이렇게 음양의 원리에 따라 구성된 세포는 이미 체내에 들어온 에너지와 영양물질을 통해 존재하게 되며 생존을 위한 분열(DNA복제)도 하게 된다. 그런데 문제는 복제를 함에 있어서 자신에게 맞지 않는 것이 들어와도 세포는 어쩔 수없이 그 물질만을 가지고 세포분열을 할 수밖에 없다는 것에 있다. 그리고 이렇게 될 때 우리 몸의 균형은 깨지고 되고 탈이 나게 되기 시작한다. 이렇듯 우리의 몸은 자신이 무엇을 먹었느냐에 따라 그 물질로 구성되어지는 것이다.

---

8) 세포질 안에는 세포가 살아가기 위한 에너지를 공급하는 미토콘드리아(mitochondria)와 리소좀(lysosome)과 리보솜(ribosome) 그리고 소포체와 골지체와 중심체 등이 포함되어 있으며, 원형질막이 그 주위를 둘러싸고 있음.

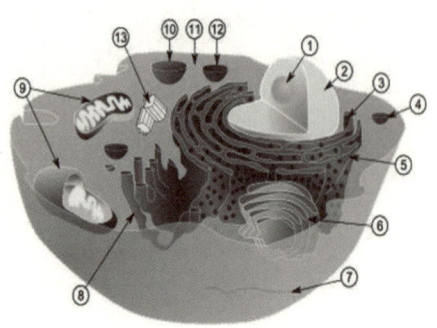

① nucleouls 핵소체 ② nucleus 세포핵 ③ ribosome 리보솜
④ vesicle 소포 ⑤ rough endoplasmic reticulum(ER) 조면소포체
⑥ Golgi apparatus 골지체 ⑦ Cytoskeleton 세포골격
⑧ smooth endoplasmic reticulum 활면소포체
⑨ mitochondria 미토콘드리아 ⑩ vacuole 액포 ⑪ cytoplasm 세포질
⑫ lysosome 리소좀 ⑬ centrioles within centrosome 중심소체

〈세포의 구조〉

그러하기에 자신의 체질에 맞는 ANN 곧 올바른 섭생은 건강과 치유에 있어서 매우 중요한 것이다. 현상체질론에 따르면, 우리의 신체는 4개의 음양(陰陽)의 장부(臟腑)가 상호간에 균형을 이루고 있으며 그 안에서 나름대로 조화를 이루며 생명활동을 하고 있다.

그러나 이 모든 장부가 언제나 균형관계를 이루고 있는 것은 아니다. 상황과 조건에 따라 그 균형은 얼마든지 어긋날 수가 있다. 더욱이 중요한 점은, 인체의 각 기관과 마찬가지로 이 장부들도 또한 각자 나름대로의 고유의 기운을 가지고 있는 세포로 이루어져 있다는 것이다. 그러하기에 폐장과 대장의 기능은 넘치고 상대적으로 간장과 쓸개의 기능은 약한 사람의 경우, 폐장과 대장의 기능을 더하게 되는 음식물은 피해야 하는 것이다. 왜냐하면 넘치는 기능을 더욱 넘치게 하여 항진이 되게 되면 면역체계가 무너지게 되어 향후 발현되게 되는 모든 질병의 원인이 되기 때문이다. 이렇듯 각 음식물은 자기 고유의 세포로 이루어진 해당 장기에 영향을 미치게 되는 것이며, 이로 인해 사람들이 가장 염려하고 있는 불치(또는 난치)라고 하는 특정질병을 발생시킬 수도 있게 되는 것이다.

자연의 섭리가 간단하듯 현상체질론에 따른 치유의 원리 또한 간단한 것이다. 왜냐하면 모든 질병이 장부 대(對) 장부 그리고 신체의 기관 대(對) 기관의 불균형으로부터 시작되듯 치유 또한 불균형에 대한 균형의 조건만 맞추어 지게 되면 이루어 질 수 있는 것이기 때문이다. 이는 유전자의 결합법칙에 따라 진행되는 세포의 복제과정을 통해서고 확인할 수 있다.

모든 유전자는 우주생성의 법칙인 음양의 균형법칙에 의해 염기의 조립식 구조로 이루어져 있다. 따라서 염기 A(아데닌)는 T(티민)와 G(구아닌)는 C(시토신)와 선택적으로 결합하게 된다. 이는 각 인자가 자신의 임무에 맞는 올바른 작동을 할 수 있도록 그리고 공간적인 입체구조가 꼭 맞는 것끼리 결합할 수 있도록 기질적 반응을 일으켰기 때문이다. 따라서 유전자의 결합은 비록 가장 약한 수소결합으로 되어 있지만 선택적 결합을 이룬 유전자는 어느 결합보다도 공고한 힘을 발휘하게 되는 것이다.

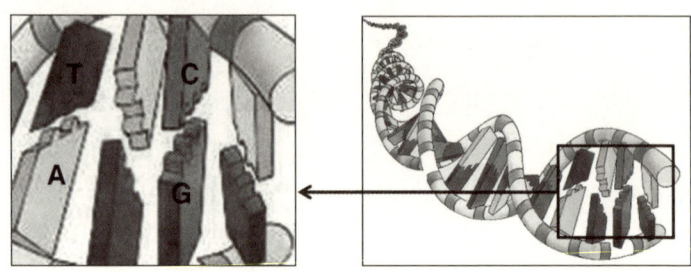

〈유전자의 결합〉

이것이 바로 모든 물질의 조성원리가 되는 음양의 균형원리인 것이다. 따라서 이러한 원칙이 없다면 유전자의 복제는 불가능한 일이 될 것이며, 모든 우주의 질서는 유지되지 못하고 허물어져 버릴 것이다. 이를 역으로 말한다면, 이러한 균형의 원리에서 벗어나 발현되게 된 모든 질병 또한 균형의 조건만 맞추어주게 되면 치유가 될 수 있다는 것을 의미한다.

이러한 물질에 대한 일반적인 조성의 원리는 인체의 모든 구조와 운영에 있어서 정확하게 구현되고 있다. 우심방과 우심실 사이의 삼첨판과 좌심방과 좌심실실 사이의 이첨판의 존재, TSS체질의 경우 TSS식품과의 비균형 대칭관계(현상치유 비대상관계), 그리고 현상본초를 통한 현상치유의 완성 등이 그것이다.

1. 감기(感氣)

　독감과 감기는 가벼운 접촉만으로도 쉽게 감염되는 호흡기 질환이다. 콧물이나 침에 섞여있는 바이러스는 숨을 들이쉬게 될 때 호흡기로 들어가게 되는데, 맨 먼저 도달하게 되는 기관지의 세포들을 공격하게 된다. 그리고 순식간에 그곳 전체에 자신과 같은 바이러스를 복제하게 된다. 이렇게 엄청난 숫자로 늘어난 바이러스는 또 다른 전염대상을 찾기 위해 감염된 방식대로 기침이나 재채기(오염거리 약 30m가량)를 일으켜 콧물이나 침에 섞어 이동하게 된다.

　똑같은 전염경로를 가지고 있는 독감과 감기, 그러나 이들은 바이러스의 성격이 다르기 때문에 전혀 다른 바이러스성 질병으로 구분되고 있다. 바이러스가 잘 번식하는 겨울철 공기 중의 바이러스는 주로 감기 바이러스다. 감기 바이러스는 약 200여개 종류가 존재한다고 한다. 따라서 여러 종류의 감기 바이러스들에게 동시에 감염된다면 증상 또한 복합적으로 나타나게 되겠지만, 어떤 감기 바이러스에 감염되었는가에 따라 몸살이나 두통 또는 목아픔 등의 증상이 나타나게 된다. 반면에 독감은 인플루엔자 Influenza 라는 단 한가지의 바이러스에 의해 감염되는 질병으로, 돌연변이에 의한 변형바이러스 대처만 잘하게 된다면 백신으로 처치가 가능한 질환이 된다.

　그러나 문제는, 감기의 경우에는 그 종류가 워낙 다양하기 때문에 근본적인 치료제가 없다는 것이다. 따라서 현상체질에서는 감기를 세균에 의한 기의 변화작용이 혈액의 순환에 의한 혈의 변화활동보다

커서 처치의 기준을 기 氣 의 변화작용에 두게 되는 세균성 질병(細菌
性疾病 bacterial disease)으로 분류해, 순화기성 질병보다 치유의 우위를
두고 있다.

　아무튼 독감이나 감기에서 해방되는 길은 원천적인 예방 즉 항상성
과 면역성의 향상이 될 것이다. 손을 비누로 자주 씻고 습도를 잘 유
지해 주며, 음식을 통해 영양을 충분히 공급해 주는 것이 최선의 방법
일 것이다.

　그러면 우리 몸의 항상성과 면역성을 높여주기 위해 필요한 음식은
무엇일까? 이는 백혈구의 생성을 촉진해주는 음식, 항산화물질이 포
함된 음식, 대장 속에 유산균을 보충해 줄 수 있는 음식, 기관지 점막
세포의 재생에 필요한 비타민 A를 보충해 주는 음식, 햇빛이 부족한
겨울철에 결여되기 쉬운 비타민 D를 보충해 주는 음식 등이 될 것인
데, 이보다 더욱 중요한 것은 '섭취되는 음식이 자신의 체질과 균형작
용을 이루고 있는가?'일 것이다.

감기의 예방과 처치법

우리 몸의 면역시스템은 바이러스가 침입해 들어오면서부터 작동된다. 면역시스템을 주관하고 있는 백혈구는 항체라고 불리는 강력한 무기로 우리의 몸을 보호하게 되는데, 그 과정은 각각의 백혈구가 각자의 독특한 항체로 침입자를 탐색함으로부터 시작된다. 그리고 어떤 백혈구가 가지고 있는 항체가 침입한 바이러스를 죽일 수 있는 것으로 확인되면 짧은 시간 내에 대규모의 항체를 만들어 낸다. 결국 바이러스는 이들에 의해 파괴되고, 몸은 앞으로 이 바이러스에 대해서 면역이 생기게 되는 것이다.

이렇듯 어떤 감기 바이러스에 감염되었는가에 따라 여러 가지 증상으로 나타나게 되는 감기는 우리 몸의 면역시스템이 깨져서 나타나게 되는 질환으로, 침입된 감기바이러스에 대한 대처를 인체에서 제대로 하지 못해 발생하게 되는 것이다.

이에 대해, 우리의 선조들께서는 우리의 몸의 균형을 이루게 하는 기 氣가 감겼다고 하여 '감긴 기'(감기)라고 하였다. 그러면 현상체질론에 따른 감기의 예방과 처치는 무엇일까? 화기가 머무는 곳은 비위이고 수기가 머무는 곳은 신장이다. 따라서 인체는 화기가 하복부로 내려가고 수기는 가슴쪽으로 올라와 끝임 없이 에너지가 순환되어야 한다. 그러나 이러한 기운의 순환이 순조롭지 않아 화기는 비위에 수기는 신장에 머물러 있게 되면 인체의 순환에너지는 균형을 잃게 된다.

이를 수승화강 水乘火降 의 원리라고 하는데, 이에 따른 각 체질별 감기에 대한 조치법을 살펴보면 다음과 같다.

1. 양체질(TMS/TSS)의 경우

양체질은 폐장과 비장은 실한 반면 신장과 간장은 허한 체질로, 음기운이 강한 식품을 섭취함으로써 허증으로 인한 감기를 다스릴 수 있다. 이와 더불어 하복부의 음기가 부족한 원인으로 인해 나타나기 때문에, 항상 복부 아래쪽 특히 발을 따뜻하게 해주면 효과가 크다.

2. 음체질(TMF/TOW)의 경우

음체질은 신장과 간장은 실한 반면 폐장과 비장은 허한 체질로, 양기운이 강한 식품을 섭취함으로써 허증으로 인한 감기를 다스릴 수 있다. 이와 더불어 상체의 양기가 부족한 원인으로 인해 나타나기 때문에, 항상 상체 특히 머리와 목부분을 따뜻하게 해주면 효과가 크다.

이러한 조치법은 또한 예방법이 된다. 따라서 감기를 사전에 예방하기 위해서는 양체질의 경우에는 더위를 식힐 때에도 항상 하체는 따뜻하게 보존하여야 할 것이고, 그 반대로 음체질의 경우에는 상체를 보다 따뜻하게 유지시켜 주어야 한다. 따라서 음식은 물론이고 목욕을 할 때에도 양체질의 경우에 있어서는 반식욕을 통할 때 대한한 예방효과를 볼 수 있어 감기와는 인연을 가지지 않게 될 것이다.

2. 통풍(痛風)

통풍은, 요산이 혈액 중에 높은 상태로 오래 지속됨으로써 그 결정체가 여러 조직에 침착되어 이상증상을 유발하게 되는 순환기성 질병이다. 현대의학에서는 일반적으로 유전적 요인이라고 설명하고 있으며, 더러는 약물중독이나 산소결핍 등으로 생길 수 있다고도 한다.

통풍이 무서운 질환인 것은 비만, 고지혈증, 고혈압, 동맥경화, 당뇨병, 갑상선기능저하증 등 대사증후군과 어떤 식으로든 관련이 있기 때문이다(국내의 경우 통풍 환자 중 50%가 고혈압, 42%가 대사증후군, 11%가 당뇨병이 동반되는 것으로 알려져 있음). 그러나 이것은 다만 겉으로 나타나고 있는 질환의 현 상황만을 말해주는 것일 뿐 그러한 병증의 발생 원인에 대한 설명은 되지 못한다. 왜냐하면, 그에 대한 근본적인 원인에 대해 알고 있다면 스테로이드제 주사나 소염진통제를 통한 일시적인 고통과 진행을 저지하는 수준으로 처방되지는 아니하여야 할 것이기 때문이다.

요산은 세포가 신진대사를 한 결과로 생기게 되는 물질이다. 말하자면 인체가 여러 가지 물질들을 에너지로 소비한 뒤에 생기게 되는 찌꺼기와 같은 것이다. 그러면 왜 요산과 요산염이 몸 밖으로 배설되지 못하고 체내에 쌓이게 되었을까? 그리고 그렇게 된 원인은 무엇일까? 만약 이에 대한 근본적인 원인에 대해 알 수 있다면 그에 대한 처치 방법 또한 근본적일 수가 있을 것이다.

그러나 현상체질론 TCP 에 따를 때 이에 대한 해답은 의외로 매우 간단하다. 결과적으로 말해서 이는 인체의 균형이 깨졌기 때문에 나타나게 되는 병증이다. 다시 말해서 통풍은 인체의 항상성을 주관하고 있는 각 장기 중 간장에 열이 많이 발생하게 되어 체내에 요산의 수치가 비정상적으로 늘어나게 되었기 때문이며, 신장에 기운이 약해 인체에 비정상적으로 발생하게 되는 요산을 제때에 바로바로 배출하지 못하고 있기 때문에 발생되는 병증인 것이다.

이를 현상체질론에 근거하여 진단해보면, 통풍이란 위비의 항진으로 인해 간장에 열을 발생시키게 됨으로 요산을 제어하지 못하고 있거나, 신장이 한기를 받아 인체에 비정상적으로 늘어나게 된 요산을 제때에 체외로 제대로 배출하지 못해 발생하게 된 병증이라고 설명을 할 수 있겠다. 따라서 통풍은 위비에 에너지가 치우치게 되는 TSS의 경우에 있어서 대표적인 질환으로, 허증 虛症 으로 나타나게 되는 병증이 되는 것이다.

여름체질(TSS)의 고뇌, 통풍

여름체질(TSS)에게 있어서 통풍은 왜 고치기 어려운 대표적인 질환이 되었을까? 이에 대해서는 체질별로 나타나게 되는 통풍의 원인을 살펴보면 이해가 될 것이다.

1. 봄체질(TMS)

TMS의 경우에는 통풍이 잘 생기지 않는다. 왜냐하면 간이 쉽게 열을 내지 않기 때문이다. 그러나 체내의 양기가 하복부 단전에 머무르지 못하고 상승하기 쉬운 체질의 특성 때문에, 이러한 상태가 지속이 되어 신장의 기능이 약해질 수는 있다. 그리고 이러한 이유로 인해 통풍의 증상이 나타날 수도 있다.

그러나 간질환의 합병증과 같은 특별한 원인을 제외하고, 간이 쉽게 열을 내지 않는 체질상의 특성 때문에 상승작용을 하는 양기운(TMS, TSS)의 식품만 피한다면 아주 쉽게 치유된다.

2. 여름체질(TSS)

TSS의 경우에는 통풍은 그야말로 고뇌의 질환이 된다. 왜냐하면 체질의 특성상 위장과 비장에 열이 많고 이를 통해 간이 큰 영향을 받게 되기 때문이다. 그리고 이와 더불어 체내의 양기가 하복부 단전에 머무르지 못하고 상승하기 쉬운 체질의 특성 때문에 배설기관인 신장의 기능도 대단히 약하기 때문이다. 따라서 이 경우에 있어서는 ANS를 통한 적확한 활성식단의 적용이 필요하며, 이를 통할 때 그 치유는 원천적으로 가능하게 된다.

3. 가을체질(TMF)

　TMF의 경우에는 체질의 특성상 간에 많은 에너지를 가지고 있기 때문에 단백질 분해과정에서 요산이 증가하게 된다. 그러나 인체에서 항상성을 관장하는 장부인 간장이 매우 실하기 때문에 몸의 상태를 그대로 유지하고자 하는 항상성의 작용이 매우 빠르게 반응하게 되고, 신장 또한 그 기능이 실하기 때문에 체질상 통풍에 매우 강하다.

4. 겨울체질(TOW)

　TOW의 경우 대체로 체질상 통풍이 발생하지 않는다. 따라서 만약 이와 비슷한 증상이 나타난다면 발가락 등에 발생할 수 있는 정도의 수준인데, 이는 기혈이 순환되지 못해 나타나는 증상으로 양기운(TMS, TSS)의 식품의 섭취로 간단히 치유될 수 있다.

　최근 들어 통풍 환자가 점점 늘어가는 추세라고 한다. 그리고 발생의 연령대가 점점 낮아지고 있고 여자들보다는 남자들에게서 훨씬 많이 발생된다고 한다. 또한 환자의 6~18% 정도는 가족력으로서 가족 중에도 통풍 환자가 있는 것이 확인되고 있다. 한국인들 중에 많은 부분을 차지하고 있는 체질이 TSS이고 보면 이러한 현상은 아마도 당연한 것이라고 할 것이다. 그리고 그 이유 또한 대부분 음식에서 비롯되는 것이다. 참고로, 민간요법으로 통풍의 처치수단으로써 보이차(普洱茶) 음용을 권하고 있는데, 이 또한 여름체질(TSS)에게 있어서 TOW인 보이차가 균형작용을 해 신장과 방광을 보해주기 때문이다.

3. 고혈압

예전만하더라도 고혈압, 동맥경화, 당뇨, 관절염 등을 성인병이라고 했다. 그러나 요즘엔 나이가 젊은 경우에도 많이 나타나고 있어 이를 생활습관병이라고 부르고 있다. 이 말은 이러한 질환을 가지고 있는 사람들의 생활습관이 정상이 아니라는 것을 의미하는 것인데, 특히 고혈압의 경우에는 본태성(本態性 essential) 질환이라고 하여 원인을 모르는 병증으로 분류하고 있다. 이는 원인을 모르기 때문에 또한 고칠 수도 없고 그래서 죽을 때까지 약을 먹어야 한다는 의미인데, 따라서 일반적으로 본태성 질환인 고혈압의 경우에는 평생 약을 복용하게 된다.

그러나 정상적이었던 혈압이 변화를 보이게 된 데에는 반드시 그 원인이 있다. 그러므로 그 원인만 제거가 된다면 혈압은 다시 회복될 수가 있는 것이다. 이는 다시 말해서 자신의 혈압이 비정상적이라면 그 원인은 반드시 자기 자신 속에 있는 것이므로 우선 자신의 생활을 되돌아 봐야 한다는 뜻이다. 건강한 사람이라면 나이가 어떠하든지 수축기 혈압 120mmHg에 확장기 혈압 80mmHg이 되어야 정상이다. 따라서 이보다 높으면 고혈압이 되고 낮으면 저혈압이 된다.

수축기 혈압	심장이 수축되어 혈액이 동맥 속으로 밀려나간 상태에서의 혈압으로, 가장 압력이 높은 상태에서의 최고혈압을 말함.
확장기 혈압	심장이 확장되어 혈액을 정맥 속으로부터 받아들인 상태에서의 혈압으로, 가장 압력이 낮은 상태에서의 최저혈압을 말함.

보통 확장기 혈압이 높아 이를 떨어트리려면 반드시 운동을 해야 한다. 왜냐하면 운동을 하게 되면 수축기 혈압도 동시에 올라가게 되지만, 이에 따라 심장이 더 많이 확장을 하게 됨으로써 결국은 확장기 혈압이 떨어지게 되기 때문이다. 그러나 만약 수축기 혈압과 확장기 혈압이 동시에 올라가게 된다면, 이는 정신적인 스트레스를 받은 경우가 된다(화가 나게 되면 수축은 세게 되는데 비해 확장은 잘 되지 않게 됨). 이렇듯 확장기 혈압은 심장의 유연성을 확인하는 척도가 된다. 따라서 통상적으로 건강과 관련하여 관심을 가지고 관찰하여야 하는 혈압은 확장기 혈압이다.

확장기 혈압에 변화가 없다는 것은 심장이 유연하지 못하다는 것으로 심장의 상태가 건강하지 못하다는 것을 의미한다. 그러면 확장기 혈압이 높아진 상태에서 그 이하로 떨어지지 않는 상황 즉 고혈압에 대해 현상치유에 따른 처치는 무엇일까?

우리 인간의 몸에는 약 5,000cc의 피가 흐르고 있다. 그리고 그 중 80%인 약 4,000cc가 모세혈관을 통해 모든 신체기관에 영향을 미치고 있다고 한다. 따라서 심장이 유연하지 못하다는 것 다시 말해서 고혈압이 되었다는 것은 인체 중에서 문제가 되는 부위에 대한 모세혈관이 발달해 있지 못했다는 말이 된다. 왜냐하면 건강한 사람이라면 대부분의 혈액이 흐르고 있는 모세혈관이 나뭇가지처럼 발달되어 영양소와 산소를 구석구석까지 공급하고 있어야 하기 때문이다.

이렇듯 혈액의 상태는 심장의 기능과 밀접한 관계를 가지고 있다. 현상체질론에 따르면, 양체질(TMS, TSS)은 체내의 피를 끌어 모으는 기능인 우심방과 우심실의 기운이 약하고, 피를 쏘아 보내는 기능을 맡은 좌심방과 좌심실의 기운은 강하다. 따라서 음양의 균형이 깨지게 되면 체내의 피가 심장 속으로 덜 끌어 모아진 상태에서도 동맥을 향해 강력히 밀어 내보내려고 하기에, 이때 혈압은 마치 공회전하는 엔진과 같은 상태가 되어 열을 발생시키게 된다. 그 결과 견딜 수 없는 번열 煩熱 이 생기면서 혈압이 솟구치게 된다.

그러나 이와는 반대로 음체질(TMF, TOW)의 경우에는 심장 중 우심방과 우심실의 기운이 강하고 좌심방과 좌심실의 기운은 약하다. 그러므로 건강상태가 기울어져 음양의 균형이 깨지게 되면 체내의 피를 심장으로 끌어들이는 기운은 더욱 강해지고 상대적으로 동맥을 향해 내보내는 기운은 약해지게 된다. 따라서 이때 혈압은 마치 엔진에 과부하가 걸린 상태처럼 된다. 그 결과 불안과 초조한 상태가 되면서 혈압은 과부하된 상태에서의 출력처럼 낮아지기도 하지만 순간적으로 치솟기도 한다.

따라서 피를 깨끗하게 하는 물과 긍정적인 마음을 갖게 하는 스트레칭과 유산소 운동 그리고 자신의 체질에 맞는 활성식을 하게 된다면, 틀림없이 평생 혈압약을 먹지 않아도 될 것이다.

혈압과 체질

고혈압이든 저혈압이든 혈압의 원인이 되는 혈(血)은 양의 기운인 뼈 속에서 만들어진다. 그리고 여기에서 생성된 혈은 체내의 모든 영양소가 모이게 되는 간장에 가장 많이 모여 있으며, 또한 그곳에서 가장 많은 변화활동을 하게 된다. 이렇듯 기(氣)의 변화작용 의하여 변화활동을 하는 대표적인 것이 바로 혈(血)이 된다.

혈은 이러한 기의 작용기운에 따라 체내에 필요한 모든 영양소와 산소를 실어 나르며 또한 노폐물을 수거하기도 한다. 이때 그 혈의 순환 과정에서 자연히 일정한 압력을 필요로 하는데, 그것을 혈압(血壓)이라 하며, 그 압력이 강하냐 약하냐에 따라 고혈압 또는 저혈압으로 구분하게 된다. 이처럼 혈의 순환은 기(氣)의 움직임에 따라 돌게 되는 것이므로, 혈압은 각 체질이 지니고 있는 특성에 따라 좌우되게 된다. 대체로 양체질(TMS, TSS)은 평소 심리적 기운이 상승되어 있고 체내의 기운 또한 빠르고 급하기에 혈 또한 빠르게 움직이게 된다. 따라서 고혈압의 가능성이 많다. 반면에 음체질(TMF, TOW)인 경우에는 평소 심리적 기운이 하강되어 있고 체내의 기운 또한 그 성질이 느리므로 혈 또한 느리게 움직이게 된다. 따라서 저혈압의 가능성이 많다.

또한 혈압은 계절과 날씨와도 깊은 상관관계가 있는데, 이는 이러한 외부환경에 의해 피부와 살은 물론 심리적 상태까지도 팽창되었다가 수축되기도 하기 때문이다. 그리고 이와 더불어 일반적으로 혈압에서 가장 강조되는 것이 콜레스테롤의 수치이다. 그러나 콜레스테롤은 너무 적어도 문제가 된다. 소장에서 소화 흡수되어 간에 모아진 영양소를 콜레스테롤이란 화물차가 실어 나르게 되는데, 이때 혈관이란 도로를 달려 인체 내에 골고루 배달해야 하는 화물차가 부족하다면 그것 또한 애로사항이 될 것이기 때문이다.

현상체질론의 적용에 있어서 계속 강조될 사항이지만, 현상치유의 근간은 현상체질론에 근거하여 분류된 자신의 체질과 균형과 조화를 이룰 수 있는 식품을 올바르게 섭취하도록 하는 것에 있다. 이러한 현상치유의 법칙에 따라 혈압과 관련하여 각 체질별로의 특징과 그에 대한 처치를 살펴보면 다음과 같다.

1. 봄체질(TMS)

체질 특성상 인체 내의 기운은 물론 심리적으로도 상승기운이 매우 강하다. 그러나 체내에 모으려는 기운 즉 가을기운이 적어 혈이 많지 않으며 또한 비만하지 않으며 혈관은 튼튼하다. 더욱이 뇌혈관까지도 튼튼하여 고혈압에 의한 중풍은 거의 없다. 그렇지만 솟구치는 기운이 언제나 존재하고 있으므로 여러 가지 요인으로 분노하게 되면 금새 체내의 열기가 솟구쳐 오르게 된다. 그리고 혈압까지 솟구쳐 올라 두뇌 속에 열기가 넘쳐 의식을 잃거나 이성을 잃기도 한다. 따라서 봄체질의 경우 언제나 분노하거나 잘난 체하고 싶은 마음을 자제하고 대단한 정신활동을 하는 대인답게 너그럽고 온화한 자세를 지니도록 해야 한다. 이렇듯 봄체질에게 있어서의 고혈압은 내부적 요인보다는 외부적 요인에서 오는 경우가 많다.

2. 여름체질(TSS)

체질 특성상 외부적으로 흩어지는 기운이 강하며 내부적으로도 체내의 열기가 많다. 따라서 혈이 뜨거워지고 체내의 에너지 또한 언제나 활성화되어 있어 혈행(血行)이 매우 빠르다. 특히 체질에 맞지 않는 음식을 섭취하기만 하면 그것으로 인해 체중이 금방 늘어나므로 언제나 비만을 주의해야 한다. 왜냐하면 비만에 의해 혈관이 좁아지게 되면 빠르고 급한 혈행은 즉시 제동이 걸림으로 고혈압을 일으키게 되기 때문이다.

또한 여름체질은 외부적 요인에 의하여 빠른 반응을 일으키는 체질이므로 심리적 상태나 외부적 환경적인 요인을 언제나 조절하도록 해야 한다. 심장 또한 여러 가지 요인의 작용에 의하여 쉽게 변화활동을 하게 되므로 주의해야 하며, 더욱이 두뇌 속에도 열기가 많아 혈관이 팽창되어 꽈리처럼 부풀거나 기포가 생기기 쉬우므로 고혈압에 대한 각별한 주의가 필요하다. 따라서 갑자기 폭발하는 성냄이나 울화는 치명적인 사고를 일으킬 수도 있다. 그리고 언제나 열이 많은 양기운을 가지고 있는 식품의 섭취를 삼가고 넘치는 기운을 자제하며 대담한 성품답게 가슴을 열어 넉넉함과 느긋함을 지니도록 해야 한다.

3. 가을체질(TMF)

체질의 특성상 체내 에너지가 항시 뭉치려 하기 때문에 가을체질 중에는 비만이 많다. 또한 게으르고 느긋한 성품은 근육까지도 약하게 만들게 되므로 살 속에 있는 혈관은 압력을 받아 좁아져 있다. 그리고 먹는 것을 좋아하는 습성과 기름진 것을 좋아하는 기호 때문에 콜레스테롤의 수치가 높다. 통상 가을체질은 심리적 상태가 느긋하고 체내의 평소 기운조차 온화하다. 따라서 살이 찌기 전의 청년기나 젊었을 땐 대체로 고혈압은 없고 더러는 저혈압도 흔하다. 특히 여자인 경우 모아 내리는 성품이 작용되고 운동량이 적어서 저혈압이 많은 체질이기도 하다.

그러나 나이가 들어가면서 살이 찌게 되면서 혈관이 좁아지게 된다. 또한 체질적 특성의 기운으로 인해 많아진 혈액은 심장, 간, 혈관에까지도 가득 차서 혈액이 원활하게 순환하는 것을 어렵게 만든다. 가을체질의 경우 심장은 동맥 쪽으로 내보내는 기운이 약한데다 콜레스테롤마저 넘치고 혈까지 너무 많아서 순환 운동을 하기에는 여분이 없게 돈다. 게다가 가을체질은 두뇌 속 혈관까지도 튼튼하지 못하다. 이리하여 성인이 된 가을체질의 경우 정상적인 혈압보다 고혈압 또는 저혈압으로 치우치기가 쉽고 혈압으로 인해 치명적인 사고가 발생되기 쉽다.

가을체질은 항시 상승기분의 심리적 상태를 지니도록 해야 한다. 그리고 평소 시원한 땀이 나도록 운동을 해야 하며 외부의 찬 기운은 피부를 경직시키므로 피해야 한다. 특히 피를 많이 생성시키는 식품 즉 미역과 같은 조혈작용이 활발한 가을기운과 식품은 필히 삼가 해야 한다.

4. 겨울체질(TOW)

겨울체질은 체질의 특성상 체내 에너지가 쉽게 활성화되지 않으며 심리적으로도 활발하지 못하고 체내의 평소 기운도 매우 느리다. 그러므로 혈행의 순환도 따라서 느릴 수밖에 없다. 또한 체내에 음기가 많기 때문에 외부 환경이 차가워지면 음기가 가중되어 더욱 느리게 된다. 때문에 자연히 저혈압이 많을 수밖에 없다.

겨울체질의 경우에는 통상 소화흡수력의 부족으로 인해서 비만은 별로 없다. 그러나 겨울체질에게 많이 나타나는 무력감, 빈혈, 수족냉증, 생리불순, 불안과 초조는 저혈압에서 온다. 또한 심장에서도 동맥을 향해 내보내는 기능이 약하기 때문에 저혈압을 더욱 부채질하게 된다. 두뇌 또한 한기(寒氣)가 많아 그 속을 지나는 혈 또한 느릴 수밖에 없으므로 가는 혈관에 힘없이 흐르던 혈이 일정 부위에서 정체되면 마비 증상이 오게 된다. 따라서 겨울체질의 경우에는 머리를 차게 해서는 안 된다. 그리고 언제나 심리적 상태를 끌어올려 상쾌함을 지니도록 해야 한다.

겨울체질의 경우 간혹 뒷머리가 쭈뻣쭈뻣함을 느낄 때가 있는데, 이는 혈압의 문제라기보다는 신장에 열이 발생하여 그 열이 등줄기를 타고 솟아올라 느끼게 되는 증상이다. 겨울체질의 경우에 있어서의 신장의 열은 겨울 기운의 식품을 다량으로 섭취함으로 오게 된다. 따라서 언제나 열이 많은 양기운을 가지고 있는 식품의 섭취하도록 해야 하며 차갑고 습한 곳은 피해야 한다.

이렇듯 고혈압과 저혈압에 대한 요인을 체질적으로 크게 분류해보면, 양체질(TMS/TSS)의 경우에 있어서는 외부적인 요인에 크게 작용이 되고 음체질(TMF/TOW)의 경우에 있어서는 내부적인 요인에 크게 작용이 됨을 알 수 있다.

그리고 이에 대한 처치는 식품의 기운적 특성과 약리성을 감안하여 현상본초(現象本草)로 조치되는 ANS에 의해 이루어지게 된다. 이는 각 장부 간의 균형과 조화를 이루게 하는 것으로, 이를 통해 다양하게 나타나게 되는 각 병증의 종류와 원인 그리고 섭생습관에 따라 개인별로 제공되는 건강관리를 시스템화 할 수 있게 된다.

4. ADHD

지속적인 주의력이 부족하여 산만하고 과다활동과 충동성을 보인다고 해서 붙여진 이름 주의력결핍 과잉행동장애(**ADHD** attention deficit/ hyperactivity disorder), 현재까지 근본적인 원인에 대해 정확하게 알려진 바가 없다. 그러나 현상체질론 TCP 에 따르면, 이는 기분이 들뜨는 조증 躁症 으로 나타나기도 하고 기분이 가라앉는 울증 鬱症 으로 나타나기도 하는 양극성 장애로서 음양에 대한 기운의 차이 즉 조습 燥濕 에 의한 병증이다.

우주는 크게 네 개(木, 火, 金, 水)의 기운 곧 TMS, TSS, TMF, TOW 의 기운으로 각각 균형과 조화를 이루고 있다. 그리고 인체 또한 치솟으려는 봄의 기운(TMS), 흩어지려는 여름의 기운(TSS) 그리고 모아뭉치려는 가을의 기운(TMF), 끌어내리는 겨울의 기운(TOW)으로 균형과 조화를 이루고 있다. 따라서 이들 기운에 차이가 생기게 되면, 양(陽)의 기운인 TMS와 TSS는 양의 성질 그대로 솟구치고 팽창되어 흩어지려하여 마르는 증상 곧 조증 躁症 으로 나타나게 되고, 반대로 음 陰 의 기운인 TMF와 TOW는 음의 성질 그대로 모으고 끌어내리려하는 보존력이 강하게 되어 습해지는 증상 곧 습증 濕症 으로 나타나게 된다.

그러면 이러한 조습 躁濕 에 의한 병증은 왜 발생하게 되는 것일까? 동양철학에 따르면, 우주본질의 본체는 물로 이루어졌고 그 기운의 시작은 물에서 비롯되었다고 한다. 그리고 이러한 본질에 따르게 될 때 인체 또한 이와 같은 생성의 법칙에 의한 것이기에 물기가 마르려하는 기운은 조증 燥症 이 되고, 물기가 너무 뭉치려하는 기운은 습증 濕症 이 되는 것이다. 이렇듯 조습증은 인체의 장부에 나타나게 되는 증상으로, 봄기운(TMS)의 장부인 폐장과 대장 그리고 여름기운(TSS)의 장부인 비장과 위장에서는 조증이 생기게 되고, 가을기운(TMF)의 장부인 간장과 담 그리고 겨울기운(TOW)의 장부인 신장과 방광에서는 습증(또는 울증)이 생기게 되는 것이다.

따라서 이러한 기운의 균형이 한 쪽으로 치우치게 되면, 이를 주관하고 통제하게 되는 호르몬의 이상 작용으로 인해 조울증 또는 ADHD가 발생하게 되는 것이다. 그러므로 이에 대한 처치법 또한 불균형된 기운을 균형되게 만들어 주게 되는 균형적 대칭관계에 있는 식품으로 처치하게 되는데, 이를 현상치유 HBP 라고 한다.

참고로, 현상체질론 TCP 에 의할 때 인체의 균형을 위해 필요한 조건들을 살펴보면 다음과 같다.

첫째, 충분한 수분의 섭취
둘째, 가공식품의 배제와 각 체질에 맞는 식품의 섭취
셋째, 기존의 생활습관에서 벗어나 각 체질에 맞는 습관의 구축
넷째, 해독 解毒 과 융해 融解

진단과 처치의 원리

현대의학에서는 증상의 자의적 판단으로 인한 진단을 내리게 될 때가 의외로 많다. 이는 일종의 오진으로서 병증의 정확한 원인을 모르기 때문인데, 관찰로 진단이 되고 있는 **ADHD**(주의력결핍 과잉행동장애)가 그 대표적인 예가 된다. 그러면 애초부터 큰 문제가 없었는데도 불구하고 그렇게 관찰되어 진단된 이유는 무엇일까?

현대의학에서는, (1) 목적에 의한 주의력 다시 말해서 어떠한 지시에 의해 주의력의 전환이 원활하게 이루어지지 않게 되거나 (2) 어떤 상황에 적절한 행동을 자제하게 되거나 또는 어떤 행동을 해야 할 때 그것을 원활히 하지 못하게 되면 **ADHD**로 명명하고 진단하게 된다. 그리고 이에 대한 대증요법으로, 치료제로서 아직 검증되지 않은 향정신성 약품을 처방한다. 그러나 이렇게 진단된 **ADHD**는 오히려 집중력이 너무 높거나 자기방어기제가 무의식 속에서 반대로 작용하였기 때문일 수도 있다.

따라서 어떤 병증에 대해 진단을 하고 그에 대한 처치를 내리기 위해서는 우선 병증에 대한 정확한 원인을 파악해야 할 것이다. 왜냐하면 근본적인 원인에 대한 처치가 되지 못한다면 처지라는 것이 치유가 아닌 문제된 부위만을 임시방편(건강과는 무관하게)으로 처치하는 것이 되기 때문이다.

흘러가는 구름이 찬 기운을 만나게 되면 상황에 따라 비가 되어 어느 곳에도 내리듯 어떤 계기가 주어지게 되면 미리 갖추어진 조건만큼 장소불문하고 그때의 상황에 따라 어디에도 나타날 수 있는 것이 병증이다. 다만 체질적 특성으로 인해, 몸 안에서 그러한 병증이 생길 어떤 조건이 미리 생겨 있다가 자신의 취약지구에 심하게 발현되는 것뿐이다.

그러하기에 현상체질의 원리에서 밝히고 있는 현상본초에 근거한 활성식(ANN)을 통해, 몸 안에서의 불균형이 해소되게 된다면 몸은 스스로 면역력을 갖추어지게 되어 치유되게 되는 것이다. 다시 말해서 질환이 치유가 될 수 있는 환경이 만들어지게 되면, 내분비계통의 순환이 어려워져 항상성과 면역성의 문제로 나타나게 되는 이러한 ADHD의 경우 또한 아무리 병증이 복잡하게 나타난다 해도 체질적 특성에 따라 나타나게 된 불균형의 해소로 치유될 수 있는 것이다.

즉 정확한 진단에 의한 처치란 몸의 균형을 이루게 하여 몸이 알아서 스스로 달라지게 하는 것으로, 결국 아무리 원인을 모르고 고치기 어려운 질환이라고 할지라도 조건만 달리해 주게 되면 그 조건에 따라 당연히 호전이 되는 자연의 법칙이 되는 것이다.

5. 암(癌)

　병을 일으키는 균 菌 에도 음양의 기운이 있듯이 모든 질환에 있어서도 음양의 기운이 있으며, 진행이 빠른 병증은 양의 기운이 되고 진행이 느린 병증은 음의 기운이 된다. 이렇듯 암균에 의해 유발되는 병증인 암 癌 은 글자그대로 말을 하고 털어놔야 하는데 산에 가로 막혀 말할 곳을 찾지 못해 찾아오게 되는 병 곧 음 陰 적인 질환이다. 따라서 암이란 양 陽 적인 신체의 바깥부위에서 빠르고 눈에 띄게 나타나게 되는 질병이 아니라, 오히려 신체내부 곧 외관상 잘 보이지 않는 곳에서 음의 성질 그대로 서서히 잘 모르게 진행되어 나타나는 병증이 된다.

　비정상적인 세포의 분열과 증식을 통해 몸 전체의 균형과 조화를 깨뜨리게 되는 암질환의 발생은, (1) 정제된 식품 (2) 환경호르몬 (3) 식품첨가제 (4) 과식과 영양과잉 (5) 불충분한 수분 (6) 부족한 수면 등 잘못된 생활습관에서 기인한다. 그리고 이러한 원인들에 따라 유전적이 되며 암균에 노출되게 되는 것이다. 따라서 이러한 암질환에 대해 가족력이 존재한다거나 세균성에 의해 원인자가 제공된다는 인식은 곧 병증의 근본적인 발생에 대해 인지하고 있지 못하고 있음에서 비롯된 생각이라고 할 수 있다.

　왜냐하면 암질환에 대한 발현은 근본적으로 부모로부터의 보고 경험한 잘못된 생활습관을 통해 비롯되는 것이며, 나아가서 우리 몸의 면역성과 항상성의 저하로 인해 암세포를 유발시키게 되는 암균의 생성이 촉진되었기 때문이다. 또한 어떤 암이 되었든지 간에 암은 음양의 불균형이 장기간 계속되어지면 발생하게 되는 자기면역질환으로서, 기생충이나 지나친 흡연 또는 운동부족이나 유전자의 구성적 특징 등이 원인이 되어 나타나기도 한다.

특히 현상체질론 TCP 에서는 모든 질환에 대해서도 그렇지만 그 근본적인 원인을 기운 氣運 의 부조화와 불균형으로 본다. 따라서 혈액의 순환에 의한 혈의 변화활동이 기의 변화작용보다 커서 그에 대한 처치의 기준을 혈 血 의 변화활동에 두게 되는 순환기성 질병으로 분류하고 있다. 따라서 현상치유 HBP 에서는 암을 기 氣 에 의해 다스려질 수 있는 현상본초 PBP 의 적용으로써 그 처치가 가능한 질병으로 인식하고 있다.

암세포는 아무리 건강한 사람이라고 할지라도 매일 수천개씩 발생된다. 그럼에도 불구하고 모든 사람들에게 있어서 암질환의 발현이 되지 않는 것은 우리 몸에 작용하고 있는 자연치유력 즉 면역성과 항상성 때문이다. 따라서 현상체질론에 따른 현상치유에서는, 우리 몸에 발생하게 되는 암세포를 유발하고 있는 것은 곧 암균류들이기에, 이러한 세균류들의 특성에 따라 암에 대한 처치의 기준 또한 세울 수가 있는 것이다.

암세포를 유발시키게 되는 암균은 같은 환경 즉 같은 구조와 형태를 가지고 있는 신체나 장기에 자연히 모여들게 된다. 이는 생존의 법칙에 따라 같은 고유의 기운을 가지고 있는 곳이 보다 활동하기에 좋은 환경을 제공하고 있기 때문인데, 현상체질론에 따라 이러한 속성을 가진 신체기관을 각 기운별로 정리해 보면 다음과 같다.

TMS	폐장, 대장, 기관지, 식도, 직장, 갑상선이 봄기운의 암세포가 증식하기 좋은 환경을 가지고 있다.
TSS	위장, 비장, 췌장이 여름기운의 암세포가 증식하기 좋은 환경을 가지고 있다.
TMF	간장, 담이 가을기운의 암세포가 증식하기 좋은 환경을 가지고 있다.
TOW	신장, 방광이 겨울기운의 암세포가 증식하기 좋은 환경을 가지고 있다.

또한 각 체질의 특성에 따라 질환의 증상이나 발생에 대한 부위도 달리 나타나게 되는바, 다음과 같이 각 체질의 기운에 따라 발생하게 되는 암질환의 종류를 구분해 볼 수 있다.

TMS	간암, 식도암, 폐암, 기관지암, 대장암, 직장암, 임파선암, 갑상선암
TSS	신장암, 방광암, 자궁암, 유방암, 전립선암, 췌장암, 담도암, 위암, 폐암, 갑상선암
TMF	간암, 폐암, 대장암, 직장암, 기관지암, 췌장암
TOW	위암, 십이지장암

그러면 현상치유에서 암에 대한 처치는 어떻게 진행되는 것일까? 암질환 또한 현상치유의 단계에 따라 처치하게 되는데, 먼저 정확한

처치를 위해 처치 대상자에 대한 체질의 구분을 하게 된다. 그리고 구분된 체질에 따라 적확한 현상본초를 선택하게 되는데, 공통적으로 적용되는 일반현상본초 CPBP 와 질환의 부위에 따라 구분되어 처치되는 특별현상본초 PPBP 외에도 태소음양 太少陰陽 의 불균형이 장기간 계속됨으로써 발생되는 가장 깊고 큰 질환이라는 점을 감안하여 생활습관까지도 바꾸도록 처치된다.

예를 들면, TSS의 경우 버드나무 속껍질로 자리를 만들어 잠자리를 바꾸게 하거나 물이나 차를 체질에 맞게 자주 복용하도록 하는 등 세심한 관찰을 통한 feedback이 될 수 있도록 처치되어야 한다. 결국 현상치유를 통한 질병의 처치는 치유의 법칙에 따라 체질에 맞는 여러 가지 처치를 통해 이루어지게 되는 것이며, 이는 곧 자연치유력를 통한 치유로써 현상체질이 그 조건이 되는 것이다.

버섯의 항암작용

암(癌)은 외관상 잘 보이지 않는 곳에서 서서히 잘 모르게 진행되어 나타나게 되는 음적인 질환이다. 또한 암은 음(陰)의 부위인 신체 내에서 태소음양(太少陰陽)의 불균형이 장기간 계속됨으로써 발생되는 가장 깊고 큰 질환으로서, 그 종류에 따라 각기 발현되게 되는 체질과 그에 따라 나타나게 되는 신체기관도 구분이 된다. 이렇듯, 태소음양의 원리에 따라 양적인 공간인 지상뿐만 아니라 음적인 공간인 물이나 땅속에 있는 모든 동식물이 네 가지의 기운(TMS, TSS, TMF, TOW)으로 분류되듯이, 암세포를 유발시키게 되는 암균 또한 태소음양에 따라 분류되어진다.

예를 들어, 가을체질(TMF)에게는 그 자체가 본래 가을기운이 강하므로 동질교착의 법칙(同質交錯法則, AHP The Adhesion of Homogeneous Energy Principle)에 따라 가을기운의 암세포나 암균이 서식하게 된다. 그리고 겨울체질(TOW)에게는 그 자체가 겨울기운이 강하여 겨울기운의 암세포와 암균이 잘 생기게 된다. 봄체질(TMS)과 여름체질(TSS)의 경우도 동일하다. 이렇듯 TMS에게는 TMS의 암세포와 암균이, TSS에게는 TSS의 암세포와 암균이, TMF에게는 TMF의 암세포와 암균이, TOW에게는 TOW의 암세포와 암균이 쉽게 서식할 수 있게 되는 것이다.

이러한 구분을 이해하여야 하는 근본적인 이유는 이러한 원리를 통해 현상치유를 통한 처치가 진행될 수 있기 때문이다. 즉 암세포와 암균은 그 자체가 음적 상태 속에서 태소음양으로 구분되어지는 생명체이므로, 그 처치방법 또한 음적 상태 속에서의 태소음양으로 구분되어 있는 물질에서 찾아야하기 때문이다. 그 중 하나가 자연 속에서 비교적 쉽게 찾을 수 있는 것으로 버섯류들이 된다. 버섯이 암에 대한 현상치유로써 그 해결책이 되는 이유는, 우리 인체에서 암을 유발시키는 것은 세균이며 그러한 세균 곧 암균을 이길 수 있게 하는 것은 바로 균류가 되어야하기 때문이다.

암균은 그 하나하나를 보면 비록 개체의 크기는 작지만 그 나름대로는 자기 고유의 기운에 적합한 곳을 찾아 서식하게 된다. 따라서 같은 암이라고 하더라도 폐암의 암균과 간암의 암균은 그 성질은 물론이고 형태까지도 다르게 된다. 뿐만 아니라 항암작용을 하게 되는 균류 역시 각각의 고유기운에 의해 성질은 물론 형태와 구조도 다르게 된다.

따라서 장부 또는 신체부위에 따라 기생하게 되는 암균 또한 그 종류가 다를 수밖에 없는데, 이를 각 기운별로 살펴보면 다음과 같다.

TMS	암균은 TMS의 장부(폐장, 대장)에 속하여 폐장이나 대장에서 서식하게 되며, 이에 강하게 항암작용을 하게 되는 균류는 그 성질이 가을기운(TMF)이고 구조와 형태는 모아서 뭉치려는 모습의 둥글둥글한 솜뭉치와 같다.
TSS	암균은 TMS의 장부(비장, 위장)에 속하여 위장이나 비장과 췌장에 서식하게 되며, 이에 강하게 항암작용을 하게 되는 균류는 그 성질이 겨울기운(TOW)이며 구조와 형태는 뭉쳐서 더욱 안으로 모여드는 점과 같다.

TMF	암균은 TMF의 장부(간장, 담)에 속하여 간장이나 담에 서식하게 되며, 이에 강하게 항암작용을 하게 되는 균류는 그 성질이 봄기운(TMS)이고 구조와 형태는 막대 모양으로 되어 있다.
TOW	암균은 TOW의 장부(신장, 방광)에 속하여 신장이나 방광에 서식하게 되며, 이에 강하게 항암작용을 하게 되는 균류는 그 성질이 여름기운(TSS)이며 구조와 형태는 팽창되어 흩어지는 모습의 밤의 가시나 흩어지는 구름의 모습을 하고 있다.

이렇듯 암은 비록 이 모든 것이 작은 균류이기는 하지만, 그 종류별로 각각의 고유기운을 지니고 있기에 위와 같은 성질과 구조 및 형태를 지닐 수밖에 없는 것이다. 따라서 항암작용을 하게 되는 균류들 또한 네 가지의 기운에 따라 분류해 볼 수 있는데, 이들의 특성을 살펴보면 다음과 같다.

TMS 균류	치솟는 기운에 의해 막대같이 길쭉한 형태이며 콩이나 볏짚 등의 봄기운(TMS)과에 잘 서식한다.
TSS 균류	흩어지는 기운에 의해 밤의 가시나 구름이 흩어지는 형태이며 우유나 옥수수 등의 여름기운(TSS)과에 잘 서식한다.
TMF 균류	모아 뭉치려는 기운에 의해 둥글둥글한 형태이며 가을기운(TMF)과 동식물에 잘 서식한다.
TOW 균류	하나의 점으로 뭉치려는 형태이며 겨울기운(TOW)과 동식물에 잘 서식한다.

그리고 이러한 각 체질 및 본초별 현상치유관계에 따라 각 체질별로 항암효과가 큰 버섯류들을 구분해 보면 다음과 같다.

TMS 버섯	영지, 표고 → TMF의 폐, 간, 대장, 직장, 기관지암에 큰 효과가 있다.
TSS 버섯	운지 → TOW의 위, 십이지장, 소장암에 큰 효과가 있다.
TMF 버섯	송이, 적복령(살아있는 소나무에 서식) → TMS의 간, 식도암에 효과가 크다.
TOW 버섯	상황, 차가, 노루궁뎅이, 팽이, 백복령(죽어있는 소나무에 서식) → TSS의 신장, 간, 방광, 자궁, 유방, 췌장암에 효과가 크다.

끝맺는 말

　현상체질 CBP 과 현상본초 PBP 그리고 현상치유 HBP 의 세부분으로 나누어 설명한 현상체질론 現象體質論 은, 그동안 본질에 대해 관념적으로 설명되어지고 있었던 체질이론들을 실제적으로 보여지고 있는 실천적인 방법에 의해 새롭게 재정립하여 개념화한 체질론이다. 따라서 현상체질론(TCP The Theory of Constitution based on Phenomenon)은 현상본초의 실제적인 적용을 통해 기존의 체질론에 비해 보다 발전된 형태의 실효성을 보이고 있다.

　특히, 문턱이 높고 어렵기만 한 의학이론을 언제 어디서나 활용할 수 있는 생활의학으로 바꾸어놓았기 때문에, 이를 통해 실생활 속에서 자신의 몸을 병마로부터 지키고 건강하게 가꾸어 나아갈 수 있는 길을 제시해주고 있다. 그러면 이러한 현상체질론과 관련한 명제와 함께 실생활에 있어서는 어떠한 활용이 가능할까? 이에 대해서는 〈실용편〉에서 별도로 서술할 예정이지만, 간략하게 살펴본다면 다음과 같이 〈생활환경에 대한 예방 및 처치부문〉과 〈질환에 대한 예방 및 처치부문〉으로 나누어볼 수 있을 것이다.

생활환경에 대한 예방 및 처치부문

이는 우리의 삶과 관련된 주위환경에 대한 부문으로, 크게 〈식생활 부문〉과 〈주거생활 부분〉 그리고 〈의생활 및 기타 부분〉으로 분류해 볼 수 있다.

(1) **식생활 부문** : 이는 건강과 치유를 위한 식이의 활용분야로, 식품에 대한 고유의 기운이 설명되고 개인에게 있어서의 적합한 음식(비타민과 기호식품을 포함)이 무엇인지를 알게 됨으로써 식생활을 함에 있어서 그에 대한 효용성을 가질 수 있게 한다.

(2) **주거생활 부분** : 이는 우주생성의 원리에 의해 인체의 운행과 방향에 영향을 미치고 있는 자장 磁場 의 환경과 내부 기운의 충돌과 마찰로 발생하게 되는 알러지의 예방과 처치에 관련된 주거문화에 대한 분야로, 각 체질에 따른 주택지에 대한 방향과 주거에 따른 소재의 선택기준을 세우게 됨으로써 건강한 생활환경을 구축할 수 있게 한다.

(3) **의생활 및 기타 부분** : 이는 각 체질과 관련된 색과 디자인 그리고 인체에 있어서 자율성의 척도가 되는 생활 다이어트법과 인체의 균형관계를 관장하는 물질인 각종 효소의 효과성 제고방안에 관련된 분야로, 본질의 색과 현상의 색 그리고 각 디자인에 대한 체내의 음양균형관계와 더불어 노화방지 anti-aging 에 대한 명확한 메카니즘의 확립을 통해 체질별 화장품 소재 및 화장법과 여러 가지 요소를 통해 회복시킨다는 의미의

'Well-aging' beyond anti-aging 을 영위할 수 있도록 한다.

질환에 대한 예방 및 처치부문

이는 각 신체기관과 병증의 형태별로 발생되는 질환에 대한 부문으로, 건강과 치유를 촉진시키는 식품의 제공과 각종 처치에 대한 방법들을 제시해 줌으로써 활용되게 되는데, 통상 다음과 같은 과정을 포괄하고 있다.

(1) 각 기운별 식품이 가지고 있는 고유의 속성이 무엇인지에 대한 안내
(2) 식품은 어떤 원리로 각자의 고유의 기운을 갖게 되는지를 안내
(3) 식품의 기운이 인체에서 어떻게 기능하고 작용하는지에 대한 안내
(4) 인간은 어떤 이유에서 체질이 구분되는지를 안내
(5) 인간은 왜 체질적 특성에 따라 섭취를 해야 하는지를 안내
(6) 인간은 어떻게 체질에 맞는 섭생을 통해 질병으로부터 자유로울 수 있는지와 좋은 물에 대한 안내
(7) 인체의 골격을 이루는 뼈를 튼튼히 하게 하는 식품과 그 식용방법에 대한 안내
(8) 몸 안의 독소를 배출하도록 돕는 다양한 식품과 그 식용방법에 대한 안내

이렇듯, 〈자연치유를 위한 현상체질〉과 관련된 이론과 법칙은 우

262 자연치유를 위한 현상체질

리들 주위의 생활환경이나 각종 병증에 대한 현상 그리고 증세의 근본적인 원인과 메커니즘을 명확히 설명해주고 있기에, 보다 근본적인 처치의 원리를 제시해주고 있다고 하겠다.

특히 인체구조에 있어서 통일된 설명을 부여하고 있는 현상체질적 논제들은, 실생활에 있어서 이를 생태학적으로 어떻게 적용이 되어야 할지를 잘 명시해주고 있다. 따라서 인류가 생존하고 있는 한 무한한 **사업적인 영역**(건강과 치유를 위한 식이와 의약, 외식, 화장품, 의상, 주거환경, 식재와 각종 소재, 디자인, 건강과 치유에 대한 컨설팅 등)을 가지고 있다고 할 수 있겠다. 다시 말해서 향후 현상체질론(**TCP** The Theory of Constitution based on Phenomenon)은 건강과 치유에 있어서 이를 촉진하고 발전케 하는 하나의 플랫폼 platform 으로서의 역할을 담당하게 될 것이다.

관련용어 색인

10천간(十天干)	18
12지지(十二地支)	18
ADHD(attention deficit/ hyperactivity disorder)	248
AHP(The Adhesion of Homogeneous Energy Principle)	85,255
ANN(activated-nutrition nourishing)	41,180,251
ANS(activated-nutrition nourishing system)	160,208
CBP(The constitution based on phenomenon)	59
CPBP(The common pharmaceutics based on phenomenon)	223,254
DNA복제원리	227
HBP(The healing based on phenomenon)	79,122,159,210,226
IHP(The Interchange of Heterogeneous Energy Principle)	85
LENP(The Law of Equilibrium of Negative-Positive Energy)	16,24,59,85
Medicus curat Natura sanat	130
PBP(The pharmaceutics based on phenomenon)	79,113,211
PPBP(The particular pharmaceutics based on phenomenon)	223,254
Symptomatic Treatment	128
TCC(The Theory of Constitution based on Conception)	36,62
TCP(The Theory of Constitution based on Phenomenon)	13,41,60,75
TMF(The Type of Moon in Fall)	66

TMS(The Type of Mountain in Spring)	66
TOW(The Type of Ocean in Winter)	67
TSS(The Type of Sun in Summer)	66
가을기운(TMF) 광물의 약리작용	119
가을기운(TMF) 동물의 약리작용	98
가을기운(TMF) 식물의 약리작용	108
간장(肝臟)	60,67,72,151,159,163
감각기관	68,154,170
감기	231,233
건강	123,159,170
게이지입자(gauge particle)	14
겨울기운(TOW) 광물의 약리작용	119
겨울기운(TOW) 동물의 약리작용	92
겨울기운(TOW) 식물의 약리작용	109
계절	32,66
고혈압	239,242
공기	196,197
관념체질론(觀念體質論 TCC)	28,50,60,72
귀	68,154,170,172
금화교역(金火交易)	25,31
네 개의 힘(중력/전자기력/강력/약력)	14
노시보 효과(Nocebo Effect)	203
녹내장	155
눈	68,154,170,172
담(쓸개)	60,67,72,151,159,163
대장(大腸)	60,67,72,150,159,161
대증요법(對症療法)	128,207,250
대화작용	23,58,153

동양의 체질구분	50
동질교착의 법칙(同質交錯法則 AHP)	85,255
렙톤(lepton)	14
맛	37
면역성(免疫性 immunity)	135,144
명현현상(명현반응)	136,139,225
무좀	162
물	186,187,188
반신욕	70,162
방광(膀胱)	60,67,72,152,159,163
방위(方位)	40
백내장	155
번열(煩熱)	241
변조현상(變調現象)	136
본태성(本態性) 질환	239
봄기운(TMS) 광물의 약리작용	118
봄기운(TMS) 동물의 약리작용	92
봄기운(TMS) 식물의 약리작용	105
비장(脾臟)	60,67,72,150,159,1613
사상체질론(四象體質論)	42,53,64,82
삼위일체론(三位一體論)	38,62
상생(相生)과 상극(相剋)	31,35,83
상호작용	14,23,26,58,153,190,226
색	36
서양의 체질구분	48
섭생(攝生 regimen)	181
성정(性情)	39,62
세포의 구성과 생성	227

소양인(少陽人)	41,53
소음인(少陰人)	41,53
수승화강(水乘火降)	69,70,162,233
수축기 혈압	239
스트레칭	183,241
승부작용	12,17,21,25,31,35
식약동원	158
식품	180
신기혈정(神氣血精)	38,62
신뢰하는 마음	203
신장(腎臟)	60,67,72,152,159,163
심장(心臟)	28,57,60,72,159,164
암(癌)	252
여름기운(TSS) 광물의 약리작용	118
여름기운(TSS) 동물의 약리작용	94
여름기운(TSS) 식물의 약리작용	106
연상법(聯想法)	89
운동	183,184
울증(鬱症)	248
위약효과(僞藥效果)	203
위장(胃腸)	60,67,72,150,159,161
음양균형의 법칙(陰陽均衡法則 LENP)	59,85
음양오행론(陰陽五行論)	21
음양의 원리	18
의식동원	80
이로운 식품과 해로운 식품	112,223
이상현상(이상반응)	137,139,225
이제마의 건강론	123

이질교류의 법칙(異質交流法則 IHP)	85
인체의 음양	20
인체의 음양오행	26
일반현상본초(CPBP)	223,254
입	68,154,170,173
자기면역질환	166,253
자연의 음양	19
자연의 음양오행	24
자연치유력	129,135,144,207,254
장부(臟腑)	60
장부(臟腑)의 구분	67
저혈압	239,242
절제	194,195
조증(躁症)	248
중풍(中風)	243
증진	143,221
지구의 기울기	28
질병과 처치	226
질병의 구분	141
생성의 법칙	14
체질과 본초의 균형관계	83,88,103,117,220
체질의 구분	210
치료와 치유	127
치유의 구성요소	179
치유의 단계	207
치유의 법칙	179
코	68,154,170,173
쿼크(quark)	14

태소음양(太少陰陽)	36
태양인(太陽人)	41,53
태음인(太陰人)	41,53
통풍(痛風)	235,237
특별현상본초(PPBP)	223,254
팔상체질	42
폐장(肺臟)	60,67,72,150,159,161
폐조증	152
항상성(恒常性 homeostasis)	135,144
항진	85,96,149,166,221
햇빛	191,192
현상본초(現象本草 PBP)	82
현상본초의 중요성	79
현상체질(現象體質 CBP)	55
현상체질론(現象體質論 TCP)	12,17,26,28,59,62,65,72,122,262
현상체질의 구분	64
현상체질의 실효성	72
현상치유(現象治癒 HBP)	122
호르몬	113,184,189,195,249
확장기 혈압	239
활성식(活性食 ANN)	59,180,181
활성식이(活性食餌)시스템(ANS)	160,180,208
후레시보 효과(Placebo Effect)	203
휴식(수면)	199,200

현상본초 목록

본 현상본초 목록은 현상체질의 구분법에 따라 분류된 것으로, 각 식품에 대해 4개의 기운으로 분류하였다.

| ① 봄기운(TMS) |
| ② 여름기운(TSS) |
| ❸ 가을기운(TMF) |
| ❹ 겨울기운(TOW) |

ㄱ

가근(茄根) ❸
가다랑어 ❸
가오리 ❹
가자(茄子) ❸
가죽나무(나물) ❸
가지 ❸
가츠오부시 ❸
간자미 ❹
갈근(葛根) ①
갈대 ❸
갈용(葛龍) ①
갈치 ①
갈화(葛花) ①
감 ❸
감자 ②
감초(甘草) ②
갓 ②
강호리 ❹
강활(羌活) ❹
강황(薑黃) ②
개 ②
개구리 ❸
개나리 ❹
개똥쑥 ❹
개복치 ❸
개오동나무 ❸
거북이 ❹

건강(乾薑) ❷
게 ❹
게르마늄 ❶
게불 ❹
겨우살이 ❹
겨자 ❷
견우자(牽牛子) ❹
결명자(決明子) ❹
계관화(鷄冠花) ❶
계내금(鷄內金) ❷
계란 ❷
계수나무 ❷
계시등(鷄屎藤) ❹
계지(桂枝) ❷
계피(桂皮) ❷
고거채 ❹
고과(苦瓜) ❹
고구마 ❶
고들빼기 ❹
고등어 ❸
고라니 ❷
고래 ❸
고로쇠나무 ❶
고본(藁本) ❶
고사리 ❹
고삼(苦蔘) ❸
고상(枯桑) ❸

고슴도치 ❹
고야 ❹
고욤 ❸
고추 ❶
고추냉이 ❹
곤드레(고려엉겅퀴) ❸
곰 ❸
곰장어 ❷
곰취나물 ❶
곰치 ❶
곶감 ❸
곽향(藿香) ❷
관동화 ❶
괄루인(栝樓仁) ❹
광어 ❹
구기자(枸杞子) ❹
구상나무 ❸
구설초(狗舌草) ❹
구절초(九節草) ❶
국화 ❶
굴 ❹
굴비 ❶
권백(卷柏) ❸
귀리 ❹
귀전우(鬼箭羽) ❹
귀침초(鬼針草) ❹
귤 ❷

근대 ❸
금(金) ❷
금련화(金蓮花) ❹
금알이(金挖耳) ❶
금은화(金銀花) ❹
기름나물 ❹
기린 ❶
기장 ❶
길경(桔梗) ❶
김 ❶
까마중 ❹
꽁치(과메기) ❶
꽃다지 ❹
꽈리 ❸
꾸지뽕 ❸
꿀 ❷
꿀방망이풀 ❸

ㄴ~ㄷ

나무늘보 ❹
나복자(萊菔子) ❶
나팔꽃 ❹
낙지 ❹
낙타 ❹
난초(蘭草) ❹
날치 ❶

냉이 ❹	달래 ①	도마뱀 ❹
넙치 ❹	달맞이꽃 ①	도미 ①
노가지나무 ❹	달팽이 ❹	도인(桃仁) ❸
노간주나무 ❹	닭 ②	도토리 ①
노관초 ❹	닭오줌넝쿨 ❹	독활(獨活) ❹
노근(蘆根) ❸	당구자 ①	돈나물 ❹
노끈나무 ❸	당귀(當歸) ②	동과(冬瓜) ①
노나무 ❸	당귀잎 ②	동규자 ❹
노루 ②	당근 ①	동백나무 ❹
노루궁뎅이버섯 ❹	당면 ①	동부콩(묵) ❹
노린재 ❹	대계(大薊) ❸	동충하초 ❹
녹두(차) ❹	대구 ①	돼지 ❹
녹용(鹿茸) ①	대나무 ①	두견화 ❹
녹차 ❹	대리석 ①	두꺼비 ❸
놀래미 ①	대마(大麻) ①	두릅 ❹
누 ②	대복피(大腹皮) ②	두리안 ①
누로(漏蘆) ❹	대추 ②	두부 ①
누에 ❹	대추나무 ②	두유 ①
느타리버섯 ❹	대추야차 ❸	둥굴레(차) ②
느티나무 ❸	대황(大黃) ①	둥글레 ①
다금바리 ①	댑싸리 ❹	들기름 ②
다닥냉이 ❹	댕댕이덩굴 ❹	들깨(잎) ②
다람쥐 ❹	더덕 ①	등나무 ❹
다래 ❸	도꼬마리 ❹	등자피(橙子皮) ❸
다슬기 ❹	도다리 ❹	딸기 ❹
다시마 ②	도라지 ①	땅두릅 ❹
단풍나무 ①	도루묵 ❸	땅콩 ①

떡갈나무 ①
떨기나무 ❹

ㄹ~ㅁ

람부탄 ①
레몬 ❸
리치 ①
마 ①
마늘 ②
마황(麻黃) ①
만형자(蔓荊子) ❸
말 ①
말굽버섯 ❹
맘스위트 ❹
망개 ❹
망고 ❸
망근(芒根) ①
망둥어 ①
망우초(忘憂草) ①
매미굼벵이 ①
매생이 ❹
매실 ❸
매자 ❸
매화 ❸
맥문동(麥門冬) ①
맥반석(麥飯石) ①

맨드라미 ①
머루 ❸
머위 ①
멍게 ❹
메기 ①
메로 ①
메밀(차) ❹
메이플시럽 ①
멜론 ①
멧대추 ①
면실유(棉實油) ❹
면화(棉花) ❹
멸치 ①
명란 ①
명태 ①
모과 ❸
모모르디카 ❹
모시풀 ❹
목단피(牧丹皮) ❹
목련나무 ❸
목방기(木防己) ❹
목이버섯 ❹
목통(木通) ❹
목향(木香) ②
목화(木花) ❹
묏미나리 ❹
무 ①

무궁화(無窮花) ❸
무화과(無花果) ❸
문어 ❹
문형(問荊) ❹
물곰치 ①
물곰치 ❸
물버들 ❹
물소 ②
미꾸라지 ②
미나리 ❹
미루나무 ❹
미선나무 ❹
미역 ❸
미후도(獼猴桃) ❸
민들레 ❹
밀(가루) ❸

ㅂ

바나나 ❹
바다나물 ❹
바오밥 나무 ❸
바위솔 ❸
박주가리 ❹
박하 ❹
반하(半夏) ②
밤 ①

밤나무 ①	보두(寶豆) ❹	
방아 ②	보리(차) ❹	**ㅅ**
방어 ❸	보이차 ❹	
방풍(防風) ❹	복분자(覆盆子) ❹	사과 ①
배나무(배) ①	복숭아 ❸	사과(絲瓜) ❸
배초향 ②	복숭아씨 ❸	사과나무 ①
배추 ❸	복어 ❸	사삼(沙蔘) ①
백과(白果) ①	봄동 ❸	사상자(蛇床子) ❹
백년초 ❹	봉선화 ❸	사슴 ①
백두옹(白頭翁) ❸	부자(附子) ②	사인(砂仁) ②
백리향(百里香) ❸	부처손 ❸	사자 ①
백반(白礬) ❸	부추 ①	사철나무 ❹
백복령(白茯苓) ❹	부평(浮萍) ①	사탕수수 ①
백선피(白鮮皮) ❹	북나무 ❸	사포도(蛇葡萄) ❸
백자인(柏子仁) ❸	붉나무 ❸	사향(麝香) ①
백지(白芷) ①	붓순나무 ❹	사향노루 ①
백출(白朮) ②	붕어 ❸	사향채 ❹
백하수오(白何首烏) ❹	브로콜리 ①	산딸기 ❹
밴댕이 ❹	블루베리 ❹	산모(酸模) ❸
뱀 ②	비듬나물 ❹	산뽕나무 ❸
뱅어 ❹	비름나물 ❹	산사(山査) ①
버드나무 ❹	비터멜론 ❹	산수유 ❹
버찌 ❸	비트 ①	산약(山藥) ①
벌 ②	빈랑(檳榔) ②	산조인(酸棗仁) ①
벚나무 ❸	빙어 ①	산초나무 ❹
벽오동나무 ❸	뻐꾹채 ❹	산황 ❸
병어 ❹	뽕나무 ❹	살구 ①

살구씨 ①
삼백초(三白草) ❹
삼베 ①
삼지구엽초 ❹
삼치 ①
삼칠(三七) ②
상백피(桑白皮) ❹
상산나무 ❸
상수리나무 ①
상어 ①
상추 ❹
상황버섯 ❹
새등골나물 ❹
새삼씨 ❹
새우 ❹
샐러리 ❹
생강 ②
생강나무 ❸
생지황(生地黃) ❹
서각(犀角) ❸
석고(石膏) ❹
석류 ❹
석창포(石菖蒲) ①
선인장 ❹
설탕 ①
성게(알) ❹
소 ②

소나무 ❸
소라 ❹
소무릎풀 ❹
소회향(小茴香) ②
솜방망이풀 ❹
송어 ①
송엽(松葉) ❸
송이버섯 ❸
송장풀 ❹
송화(松花) ❸
쇠뜨기풀 ❹
쇠무릅 ❹
쇠비름(돼지풀) ❹
쇠택나물 ❹
수달 ❹
수모 ❹
수박 ①
수세미 ❸
수수 ①
수영 ❸
수은(水銀) ❹
수초(水草) ❹
숙주나물 ❹
숙지황(熟地黃) ❹
순무 ①
순비기나무 ❸
숭어 ①

스쿠알렌 ①
승마(升麻) ①
시금치 ②
시사모 ①
시체(柿蔕) ❸
시호(柴胡) ❹
신갈나무 ①
신선초 ❹
신이(辛夷) ❸
실고사리 ❹
싸리나무 ❹
쌀 ①
쏘가리 ①
쑥(개똥) ❹
쑥(사철) ②
쑥(약쑥) ②
쑥(인진) ②
쑥갓 ①
씀바귀 ❹

ㅇ

아가베시럽 ❹
아구 ①
아그배나무 ①
아마(亞麻) ①
아마씨 ①

아몬드 ①	억새풀 ①	오약(烏藥) ②
아보카도 ❸	얼갈이 ①	오이(黃瓜) ❹
아스파라거스 ①	엄나무(음나무) ❸	오징어 ❹
아싸이베리 ❹	엉겅퀴 ❸	오트밀 ❹
아욱 ❹	여송두(呂宋豆) ❹	옥(玉) ②
아주까리 ❹	여주 ❹	옥수수 ②
아카시아나무 ❹	여지(荔枝) ①	옥수수염 ②
악어 ①	연교(連翹) ❹	옥잠(玉簪) ❹
알로에 ❹	연근 ①	옥잠화 ❸
알타리무 ①	연맥(燕麥) ❹	옥죽(玉竹) ①
앵두 ❸	연어 ❸	옥촉서예(玉蜀黍蕊) ②
야관문(夜關門) ❹	열무 ①	올리브나무(기름) ❹
야래향 ①	염소 ②	옻나무(기름) ❹
야우(野芋) ①	엽연초 ❸	와송(瓦松) ❸
야자나무 ❹	영실(營實) ❹	왕고들빼기 ❹
야콘 ①	영지버섯 ①	용과 ❹
야크 ②	오가피(五加皮) ❸	용규(龍葵) ❹
약모밀 ❹	오디 ❹	용안초 ❹
약사초(藥師草) ❹	오렌지 ②	우럭 ①
양 ②	오리 ②	우뭇가사리 ❹
양배추 ❸	오리나무 ②	우방자(牛蒡子) ❹
양버즘나무 ❸	오매(烏梅) ❸	우슬(牛膝) ❹
양송이버섯 ❸	오미자(五味子) ①	우엉 ❹
양유(羊乳) ①	오배자 ❸	우엉씨 ❹
양태 ①	오석(烏石) ❹	우유 ②
양파 ②	오소리 ❸	우황(牛黃) ②
어성초(魚腥草) ❹	오수유(吳茱萸) ②	운지버섯 ②

운향(蕓香) ❹
웅담(熊膽) ❸
웅어 ❷
원숭이 ❷
원추리 ❶
월견초 ❶
월계수(잎) ❷
월하향 ❶
유근피(榆白皮) ❸
유도화 ❹
유자(柚子) ❸
유황(硫黃) ❷
육계(肉桂) ❷
율무 ❶
율무씨 ❶
으름 ❹
으름넝쿨 ❹
은(銀) ❹
은행엽(銀杏葉) ❶
음양곽(淫羊藿) ❹
의이인(薏苡仁) ❶
이질풀 ❹
익모초(益母草) ❹
익지인(益智仁) ❷
인동등(忍冬藤) ❹
인동초 ❹
인삼(人蔘) ❷

인진(茵蔯)쑥 ❶
인팔라 ❷
임연수 ❸
잉어 ❸

ㅈ~ㅊ

자귀나무 ❸
자단목(紫檀木) ❸
자두 ❸
자라 ❹
자소엽(紫蘇葉) ❷
작약(芍藥) ❸
잔대 ❶
잠자리 ❷
잣 ❸
장대 ❶
장미 ❹
장어 ❷
재백목 ❸
재첩 ❸
저근백피(樗根白皮) ❸
저령(豬苓) ❶
저마(苧麻) ❹
저마근(苧麻根) ❹
적복령(赤茯苓) ❸

전갈 ❹
전분 ❶
전어 ❹
전호(前胡) ❹
접골목(接骨木) ❸
정력자(葶藶子) ❹
정어리 ❹
정향(丁香) ❷
제조(蠐螬) ❶
제채(薺菜) ❹
조 ❹
조개 ❹
조개류(貝類) ❹
조기 ❶
족제비 ❹
종려나무 ❹
주목(朱木) ❸
죽순(竹筍) ❶
죽여(竹茹) ❶
죽엽(竹葉) ❶
쥐치 ❹
지각(枳殼) ❸
지골피(地骨皮) ❹
지구자나무 ❷
지네 ❹
지부자(地膚子) ❹
지실(枳實)

진달래 ❹
진피(陳皮) ❷
질경이 ❹
질경이씨 ❹
집게벌레 ①
짱뚱어 ①
쭈꾸미 ❹
찔레 ❹
차가버섯 ❹
차전자(車前子) ❹
찰흑미 ❸
참기름 ①
참깨(잎) ①
참나무 ①
참나물 ❷
참두릅 ❹
참새 ❷
참외 ❷
참치 ❸
찹쌀 ❸
찹쌀조청 ❸
찹쌀현미 ❸
창란 ①
창이자(蒼耳子) ❹
창출(蒼朮) ❷
채송화 ❹
천궁(川芎) ❷

천마(天麻) ①
천문동(天門冬) ①
천초(川椒) ❹
철쭉 ❹
청각 ❹
청개구리 ❹
청경채 ❸
청미래 ❹
청어 ①
청포묵 ❹
청피(靑皮) ❷
체리 ❸
초콜릿 ①
총백(蔥白) ①
취나물 ❹
취상산(臭常山) ❸
치자(梔子) ❹
치즈 ❷
치커리 ❹
칡 ①

ㅋ~ㅎ

카레 ❷
카카오 ①
캥거루 ❹
커피 ❷

컴프리 ❸
케일 ❸
코끼리 ❸
코뿔소 ❸
코코넛 ❸
코코아 ①
콩 ①
콩나물 ①
큰조롱 ❹
클로렐라 ❹
키위 ❹
택사(澤瀉) ❹
탱자 ❹
토끼 ❹
토란 ①
토마토 ❷
토사자(兎絲子) ❹
톳 ❹
파 ①
파고지(破古紙) ❷
파두(巴豆) ❷
파래 ①
파인애플 ❸
파파야 ❸
파프리카 ①
팔초어 ❹
팜유 ❹

팥 ❸
팽나무 ❹
팽이버섯 ❹
편백나무 ❸
포공영(蒲公英) ❹
포도 ❸
포플러 ❹
표고버섯 ①
플라타너스 ❸
피나무 ❸
피라미 ①
피마자 ❹
피망 ①
필두채(筆頭菜) ❹
하고초(夏枯草) ❸
하눌타리 ❹
하마 ❸
한련초(旱蓮草) ❹
할미꽃 ❸
함박꽃 ❸
함초 ❹
합환피(合歡皮) ❸
해금사(海金沙) ❹
해당화 ❹
해동목(海桐木) ❸
해바라기(씨) ①
해삼 ❹

해파리 ❹
해홍(海紅) ①
행인(杏仁) ①
향부자(香附子) ②
향어 ❸
향유(香薷) ②
헛개나무 ②
현미(玄米) ①
현삼(玄蔘) ❹
현초(玄草) ❹
협죽도 ❹
형개(荊芥) ❹
호두 ①
호랑이 ❸
호박(南瓜) ②
호박(琥珀) ❸
호장근(虎杖根) ❹
호지자(胡枝子) ❹
호황련(胡黃蓮) ❹
홍어 ❹
홍화(紅花) ❸
홍화자(紅花子) ❸
화강암 ❸
화산석 ②
화살나무 ❹
황금(黃芩) ①
황금가지 ❹

황기(黃芪) ②
황마(黃麻) ❸
황망둥어 ①
황백(黃柏) ❹
황벽나무 ❹
황어 ①
황토(黃土) ②
회화나무 ❹
후박(厚朴) ②
후추 ②
흑미 ①
흑임자 ①
흑축(黑丑) ❹

현상본초 알람표 279

참고문헌

- Andrew Weil 저/ 김옥분 옮김, 〈자연치유〉, 정신세계사, 1996.
- Gakken 저/ 김조자 옮김, 〈간호사를 위한 질병이야기〉, 의학서원, 2008.
- Gakken 저/ 최스미 옮김, 〈간호사를 위한 이야기〉, 의학서원, 2008.
- Joel Wallach 저/ 마이클박 옮김, 〈죽은 의사는 거짓말을 하지 않는다〉, 꿈과의지, 2002.
- Michael F. Roizen 저/ 유태우 옮김, 〈내몸 사용설명서〉, 김영사, 2007.
- Siegfried Meryn 저/ 강분석 옮김, 〈남성 호르몬 건강법〉, 학원사, 2001.
- Siegfried Meryn 저/ 강분석 옮김, 〈호르몬 혁명〉, 북플러스, 2007.
- 고다 미쓰오 저/ 김윤희 옮김, 〈장, 비워야 오래 산다〉, 이지북, 2005.
- 국제문화출판공사 편집부, 〈성인병 식품으로 고친다〉, 국제문화출판공사, 1992.
- 김응태, 〈기적의 식이요법〉, 건강신문사, 2002.
- 김종수, 〈따뜻하면 살고 차가워지면 죽는다〉, 중앙생활사, 2003.
- 박영하, 〈우리나라 나무이야기〉, 아비락, 2008.
- 박찬영, 〈양념은 약이다〉, 국일미디어, 2010.
- 생활건강연구회 편저, 〈기적의 반신욕〉, 행복을만드는세상, 2008.
- 신재용, 〈먹으면 치료가 되는 음식 672〉, 북플러스, 2012.
- 신현재, 〈엔자임 : 효소와 건강〉, 이채, 2005.
- 아보 도오루 저/ 이균배 옮김, 〈암은 스스로 고칠 수 있다〉, 중앙생활사, 2003.
- 아보 도오루 저/ 조영렬 옮김, 〈약을 끊어야 병이 낫는다〉, 부광, 2004.
- 아사노 준지 저/ 김지은 옮김, 〈치료는 음식에 있다〉, 리빙북스, 2008.
- 연상원, 〈체질로 병 빨리 낫는 법〉, 글도깨비, 2000.
- 윤석진, 〈원자여행〉, 벽호, 2000.

- 이명복, 〈사상체질 팔상체질 식이요법〉, 건강신문사, 2007.
- 이승원, 〈우리 몸은 거짓말하지 않는다〉, 김영사, 2006.
- 이원종, 〈거친 음식〉, 랜덤하우스 중앙, 2004.
- 이제마 저/ 이민수 옮김, 〈동의수세보원〉, 을유문화사, 1996.
- 이준남, 〈알고 먹으면 음식으로도 병을 고칠 수 있다〉, 건강신문사, 2002.
- 이태교, 〈재미있는 물 이야기〉, 현암사, 1991.
- 이태근, 〈기적의 자연치유〉, 정신세계사, 2010.
- 일요신문 편저, 〈기적을 일으키는 자연요법〉, 일요신문사, 1998.
- 조선혜, 〈기적을 일으키는 식이요법〉, 일요신문사, 1997.
- 하루야마 시게오 저/ 반광식 옮김, 〈뇌내혁명〉, 사람과책, 1996.
- 허준 저/ 윤석희 옮김, 〈동의보감〉, 동의보감출판사, 2006.
- 허현회, 〈병원에 가지 말아야 할 81가지 이유〉, 맛있는책, 2012.
- 홍문화, 〈성인병 예방과 장수하는 건강법〉, 빛과향기, 2005.
- 황성주, 〈암은 없다〉, 청림출판, 2009.
- 황성주/홍성길, 〈생식으로 못 다루는 병은 없다〉, 청림출판, 2011.

자연치유를 위한
현상체질

초판1쇄	2013년 08월 30일
지은이	박태은
펴낸이	박태은
편집인	다니엘박
펴낸곳	늘푸른나무
등록번호	제396-2013-000078호
주소	경기도 고양시 일산동구 중앙로 1233
전화	031-905-4620
팩스	031-905-4620
홈페이지	www.rnbc.kr
이메일	ebook@rnbc.kr
가격	20,000원
ISBN	979-11-950336-0-7 (03510)
CIP	2013015348

ⓒ 박태은, 2013, *Printed in Korea*.

이 책은 저작권법에 따라 보호받는 저작물이므로 무단전재와 무단복제를 금지하며,
이 책 내용의 전부 또는 일부를 이용하려면 반드시 저작권자 및 발행자의 서명 동의를 받아야 합니다.
파본이나 잘못된 책은 구입처에서 교환해드립니다.